BAINS DE MER

D'ANGLETERRE

PAR

Le Dr A. LABAT

Ex-Président de la Société d'hydrologie de Paris
et membre de la Société d'hydrologie de Madrid, Turin,
de la Société géologique de France, etc.,
Vice-Président de la Société météorologique,
Membre de la Société de médecine de Belgique,
Médaille d'Or de l'Académie de médecine,
Rappel de Médaille d'or.

PARIS
LIBRAIRIE J.-B. BAILLIÈRE ET FILS
19, RUE HAUTEFEUILLE
1904

BAINS DE MER

D'ANGLETERRE

BAINS DE MER

D'ANGLETERRE

PAR

LE Dr A. LABAT

Ex-Président de la Société d'hydrologie de Paris
et membre de la Société d'hydrologie de Madrid, Turin,
de la Société géologique de France, etc.,
Vice-Président de la Société météorologique,
Membre de la Société de médecine de Belgique,
Médaille d'Or de l'Académie de médecine,
Rappel de Médaille d'or.

PARIS
LIBRAIRIE J.-B. BAILLIÈRE ET FILS
19, RUE HAUTEFEUILLE

1904

A MADAME

LA COMTESSE DE PANGE,

NÉE DE CARAMAN

NICE REMENBRANCE

OF A PLEASANT TIME

PREFACE

My preceding book was devoted to the inland spas; the present one is intended to the marine.

When I was wandering, during many summer and autumn seasons, along the interminate english coast, enjoying the sea open air and natural beauties; enduring occasionnally boisterous gales; writing down my quotidian notes; I thought it could be of use for medical men to collect together all those materials in a short volume.

So much has been written on the subject I fear to increase the useless stock in the librairies.

Whatever may be the result, there is no regret for my fatigue and expense when it remains a nice remembrance of a magnificent scenery and pleasant days elapsed.

Many thanks to my dear english colleagues I was acquainted to who gave me with perfect kindness good and practical informations.

The indroduction is nothing else than a glance on the sea bathing used in England.

The geographical order is followed according to the division in three kindgdoms : England, Scotland, Ireland.

The arrangement into groups is suited to the position (north, south, east and west). In that way there is a remarquable analogy of prevailing habits of soil and climate. Hence the repetitions are to be avoived.

In describing the individual places, many accounts have been given about their topography, their distance from London or the largest cities, conveyances, population, commercial state, etc. Afterwards a short notice upon the first class hotels and boardings-h; the bathing and hydrotherapic establishments; the most interesting walks or drives in the surroundings.

It is convenient for a scientific purpose to give some details on the climatic and geological matters; for what were mentionned the position of the beach, the prevailing winds, the air and sea temperature (Farenheit or Celsius scale).

The geological structure in the cliffs gave often the explanation of the beach beeing sandy or gravelous, gently level or precipitous.

A great and accurate attention was paid to the hygienic management, generally speaking better in England.

The last chapter is given up to some conclusions.

An appendix is devoted to draw a parallel between the english and foreign marine spas. It is to be allowed that the former keep a superiority.

One of the most striking features of the english shore is the presence on the S. W. coast of marine winter residences to be compared in a way to the brighter *Riviera.*

INTRODUCTION

Les Anglais sont entrés les premiers dans la voie de la médication marine.

Au XVIIIe siècle ils ont devancé la France et l'Allemagne. Russèl, Buchan, Clark nous ont laissé des traités nourris de bonnes observations de scrofules, de rhumatismes, de névralgies, d'anémies, etc.

Les causes de cette marche en avant sont assez naturelles :

L'Angleterre est le seul grand pays de l'Europe totalement insulaire ; l'Espagne, l'Italie, la Grèce, la Scandinavie ne sont que des péninsules, et la France, à côté de sa belle ligne de côtes, présente une longue frontière continentale.

L'étendue des côtes anglaises est singulièrement augmentée par la division en deux grandes îles et par d'innombrables découpures ; les baies et les embouchures pénètrent profondément l'intérieur (Tamise, Severn, Forth, Clyde, Morray Firth, Dingle, Galway, Donegal).

Partout de belles plages tantôt droites comme Hastings, Brighton, Bray ; tantôt courbes comme Scarborough, Weymouth ; s'étendant souvent à perte de vue. Si les terrains schisteux cristallins et les falaises crétacées jettent des pierres et des cailloux sur quelques rivages, d'autre part le Weald, le jurassique, le grès rouge et le granite sont les fournisseurs inépuisables du sable souvent assez ferme pour supporter *horses and earriages*.

Dans notre travail (*Climat et Eaux d'Angleterre*, 1900), nous avons insisté sur les caractères du climat marin ; nous avons rappelé que la Grande-Bretagne, malgré sa situation septentrionale entre le 50e et le 60e degré de latitude, jouissait, grâce à l'entourage de la mer, au Gulf Stream et à la prédominance des vents du S.-O., d'une température modérée ; à tel point que l'isotherme de 10° s'infléchit de 10° vers le Nord et l'isochimène de 4° de 15° vers le Nord.

Nous ajoutions que les variations diurnes étaient seulement de 2-4° et les variations des saisons de 10° environ ; d'où la grande égalité de température. Il faut cependant convenir que les vents d'Est sont vifs au printemps et qu'il y a, en plein été, des refroidissements subits de l'atmosphère ; et le *fog !*

J'ai insisté sur les villes d'hiver et sur la végétation méridionale ; sur la richesse des forêts et des prairies, s'étendant jusqu'aux bords de la mer où viennent paître vaches et moutons. Tout cela donne un cachet spécial aux rivages anglais.

Encore à signaler d'autres conditions de prospérité pour les bains de mer :

Proximité des grandes villes : Londres, York, Liverpool et Manchester ; Edimbourg, Glascow ; Dublin, Belfast, Cork, etc. Communications nombreuses, rapides et à prix réduit (*cheap trains*) ; correspondances des trains avec les bateaux sur les jetées.

Installation. — Plusieurs bains de mer sont devenus de grandes villes : Brighton dépasse 100.000 âmes, Hastings 50.000. Ce sont des rues élégantes et commerçantes qui offrent les ressources des capitales. Les esplanades sur les rives, les terrasses sur les hauteurs sont disposées pour la promenade et pour la vue. Les hôtels, les maisons garnies et les villas tantôt sur une longue ligne, tantôt en forme de croissant (*crescent*), produisent parfois des tableaux saisissants.

Beaucoup de grands hôtels quelques-uns très vastes et d'une élévation peu commune (8, 10 étages). Le style oriental à coupoles n'est pas toujours d'un goût parfait. Les chambres, vastes et meublées confortablement, sont d'une grande propreté ; les lits très larges et très soignés ; les repas bien servis. Prix moyen de la pension, 12 à 15 sh. Au rez-de-chaussée les bars ou *refreshment rooms* satisfont à toutes les bourses.

Dans les *boarding houses*, moins d'étiquette et prix plus doux, 8 à 10 sh. C'est un peu la vie de famille.

Les maisons garnies louent des appartements à la semaine pour 2 L. *bed* et *sitting room*. Il est possible d'y commander ses repas. Ameublement soigné, beau linge, grands lavabos, rien n'y manque.

Ces maisons et villas à tourelles, à petites fenêtres, à *Windows*, entourées de jardinets avec grilles, en longues lignes sur les quais, souvent disposées par étages sont d'un charmant coup d'œil.

Le vin est toujours à part, bon Médoc 4-5 sh. dans les grands hôtels, 2-3 ailleurs.

Pour un séjour d'une semaine, il arrive qu'on ne charge pas la chambre.

Un mot des casinos moins nombreux et moins gais que les nôtres ; mais beaucoup plus de clubs et *assembly rooms*. Il y a aussi les régates très en honneur chez nos voisins, le canotage, la pêche, etc. Enfin les aquariums, les musées de géologie et d'histoire naturelle. Donc l'animation ne manque pas. Le dimanche souvent calme plat.

Il est indispensable de nous arrêter sur la construction hardie des jetées *Piers* dont les piliers de fonte donnent l'illusion d'une forêt métallique... Il en est qui s'avancent de 1.000 et 1.500 m. dans la mer. Ils ont des cafés, des pavillons de musique et peuvent contenir une foule énorme.

Les *Glass houses*, *glass seats* sont des sièges-abris quelquefois à quatre expositions.

Les cabines roulantes, *bathing machines* sont répandues à grande profusion. Les bains des établissements, *swimming baths*, atteignent de grandes dimensions.

Prix : 1 sh. et 6 D. pour les machines ; 1-2 sh. pour les bains de maisons, froids ou chauds.

La gymnastique s'associe généralement à la natation (1).

(1) Macpherson reconnaissait une supériorité à notre hydrothérapie marine : *We have not yet got the large schowy establishments of France.*

J'ai remarqué, presque partout, dans la thérapie marine, le défaut de direction médicale, parfois aussi le défaut de surveillance à la mer.

L'usage est de prendre le bain court, 2 à 5 minutes ; c'est de l'hydrothérapie, plus que jamais dans l'arrière-saison où la température a baissé de plusieurs degrés.

Les maladies principales sont l'anémie, le rhumatisme, la scrofule, le rachitisme, les dyspepsies. Ne pas oublier que les Anglais ont peu d'eaux minérales et qu'ils négligent leurs eaux salées froides. Les alcalines manquent et les sulfureuses froides n'appartiennent pas au meilleur type.

En voyant les Anglais en grand nombre aux bains de mer étrangers, on a cru qu'ils n'allaient pas aux leurs ; c'est une erreur.

BAINS DE MER

Nous suivrons la division des trois royaumes et, à l'occasion de chacun d'eux, la division suivant l'exposition des plages.

I. — BAINS D'ANGLETERRE.

BAINS DU SUD

Margate. — Sur le promontoire N.-E. de Kent, à 120 kilom. de Londres; trains nombreux et steamers. Population près de 20.000 âmes, très augmentée dans la saison où l'on a peine à se loger. C'est un mouvement incroyable de voitures, de chevaux, de marchands ambulants, une foule pressée et bruyante; il est question de cent mille étrangers par saison.

La ville, bâtie sur un sol inégal, est bien percée de grandes rues à boutiques, bien fournie d'hôtels, de maisons garnies, de restaurants, de pâtisseries où les prix sont affichés. *Clifton* est le quartier sélect, et l'hôtel Clifton est le plus à la mode; table à 6 h., 6 sh.; Royal et York assez chers. Au Pier ils m'ont servi un dîner convenable à 3 sh.

L'air est vif sur le plateau de Kent, district riche en houblon et blé, mais trop dénudé; d'où la fraîcheur de l'été par comparaison avec Londres.

La craie blanche se présente en masses stratifiées dans le bas, traversée de fissures verticales, molle; en haut plus ferme, sans silex; je n'y ai pas trouvé de fossiles. Les collines crayeuses sont arrondies et à pente douce ; peu d'arbres et gazons maigres, comme en général dans les *south downs* (1).

Plage. — Au voisinage est la grande place du Fort; puis des squares gazonnés sans arbres. Une longue chaussée bitumée borde le rivage. De petits chemins et des escaliers, tracés dans la craie, descendent à la mer.

Le *Pier* de 900 p. (275 m.), large de 60 p. (18 m.) se termine par une grande terrasse; en descendant les piliers de fonte, tout à jour, se dessinent aux yeux éblouis.

La plage, Exp. N., s'étend à 2 ou 3 kilom. presque plate. A marée basse, le sable est assez ferme pour s'y promener; quelques rochers au loin. Les falaises crayeuses, à pic, s'élèvent d'une vingtaine de mètres; la craie est découpée en formes de tours et creusée de grottes.

Beaucoup de cabines roulantes; un *swimming bath* et des bains de mer chauds à Clifton, Marine Palace, etc. — Hôpital thermal.

Ramsgate. — Au voisinage de Margate, sur le même promontoire de Kent. — Population 25.000 h.

Type d'une ville anglaise de plaisance, avec ses

(1) Résultats de mon analyse :
Eau 4 à 5 o/o, limon id. ; CO^2CaO 80 o/o, le reste en CO^2MgO, sulfates, chlorures ; fer insignifiant.

maisons et ses villas s'étendant sur les hauteurs, ce qui lui donne une apparence beaucoup plus vaste ; avec ses terrasses, *Victoria Parade*, d'où se dessinent, à l'horizon, les côtes de France vaporeuses. C'est un bain aristocratique ; j'y ai vu beaucoup de monde en juillet.

Bon aspect des hôtels Royal, Albion ; Grand Hôtel en 1877. Plusieurs villas luxueuses. — Un obélisque souvenir de George IV ; quelques ruines romaines, Réunions à Marine Palace.

Plage. — Le port est entre deux jetées ; celle de l'Est a 3.000 pieds (plus de 900 m.) ; là se trouvent les cabines roulantes. La plage regarde le Sud.

L'exposition donne un climat différent du précédent. Ici la craie est marneuse et plastique, je pouvais la rouler entre les doigts. Falaises, 100 p. (30 m.).

Hôpital marin.

Broadstairs. — Entre les deux bains précédents; plus modeste et plus tranquille, tout en offrant des ressources d'hôtels et de logements. Maison de convalescence pour enfants.

Souvenirs de Ch. Dickens.

Deal. — Baie bien ouverte. — Plage, graviers et sables.

Douvres. — *Dubris* des Romains, un des cinq ports ; au S.-E. du promontoire de Kent. A 106 kil. de Londres. Traversée la plus courte de France en Angleterre, Calais-Douvres ;

Population en 1878 de 25.000, aujourd'hui de 35.000 h. ; ville bien bâtie, bien pourvue d'hôtels, *Warden* en tête et de maisons garnies.

Le vieux château normand domine et forme un des traits du paysage; une demi-heure à pied pour y monter. De l'Esplanade, dont la hauteur dépasse 100 m., la vue se promène sur la ville, le pays et, en temps clair, sur nos côtes.

L'entrée libre permet de visiter les casemates et la salle des modèles. J'ai noté la tenue crâne des artilleurs avec leurs bonnets sur le côté. La chapelle repose sur des soubassements romains.

Nous avons parlé ailleurs du climat; la vallée, entre deux masses crayeuses, se trouve abritée vers la demi-conférence N.; mais non des vents E. et S.-O., la partie mieux protégée du côté des *east-cliffs*. L'hiver n'est pas froid; toutefois Granville en faisait à tort une *winter residence*. La hauteur des pluies atteindrait un mètre, ce qui est une exception dans le pays de Kent.

Les falaises crayeuses s'élèvent à pic jusqu'à plus de 100 m.; sous forme de tours comme à Margate. La craie, stratifiée et fissurée, laisse voir des rangées noires de silex, lesquels se dessinent nettement à la montée du château. Dans le bas, des blocs détachés roulent sous la vague. Certaines parties sont assez dures pour la construction. Philips estime la puissance du crétacé en ce point à 800 p. (245 m.) (1).

Plage. — S'étend de 2 kil. entre le pier et les cliffs, en segment de cercle regardant le S.-E. Elle est bordée d'une chaussée bitumée. Pente

(1) L'analyse m'a donné 1,5 o/o d'eau, assez de limon, un peu de magnésie avec la masse calcaire; quelques chlorures, sulfates et phosphates, le fer insignifiant.

rapide sur les cailloux. L'eau claire m'a donné 17°, le 6 juillet.

Grand nombre de cabines; les bains *for ladies and gentlemen* sont séparés par un long intervalle.

L'importance du port nuit un peu à la prospérité balnéaire (1).

Folkestone. — Près de Douvres, côte de Kent. A 80 M. (128 kil.) de Londres. Traversée à Boulogne en 2 heures, voie très fréquentée.

Ville de 24.000 habitants, assez bien percée et animée. Hôtels principaux : Pavillon, Métropole, Westcliffs, Alexandra; prix assez élevés; dîner français, 5-6 sh. Dans ceux plus modestes, dîner anglais à 3 sh. (poisson, viande et légumes, *cheese*). Sur *Marine Crescent* s'aligne une rangée de maisons à demi hexagones en saillie et dans le style anglais. J'y ai occupé un petit appartement, composé de *bed* et *sitting room*, d'un ameublement très complet, 2 L. par semaine.

(1) Une visite à la ville voisine de *Canterbury* s'impose aux baigneurs de Douvres; ils y verront les murs et tours moyen-âge, les rues étroites aux étages en surplomb, rues aboutissant à la longue voie George street.

La cathédrale a une façade gothique flanquée de deux tours massives. Vaisseau de 500 p. (150 m.) anglo-normand après le transept; vitraux du XIVe siècle; monument du Prince Noir et place où était le tombeau de Thomas Becket.

La crypte, vaste, est un modèle d'architecture anglo-normande avec ses doubles colonnes à gros chapiteaux et ses cintres sans ornements. Une partie de la crypte fut concédée par Elisabeth aux protestants de France, lesquels y célèbrent encore leurs offices.

Le cloître est gothique-anglais, pilastres s'épanouissant en gerbes et voûtes trop ornées.

J'ai trouvé un cachet particulier à cette ancienne ville.

Sur la hauteur se trouvent aussi des maisons à louer du même confort. Là se développe la belle promenade de *Lees* dont la terrasse est longue de 1 M. De ce point, la vue embrasse la ville, la mer et le pays environnant.

Cette partie élevée jouit d'un climat plus frais que le rivage. La musique y joue le soir jusqu'à 10 h. et les promeneurs y oublient la chaleur du jour.

Le port des pêcheurs, côte Est, forme contraste avec ses rues étroites, à escaliers, mal tenues.

Un très beau viaduc fixe l'attention.

Le casino, ouvert toute l'année, souvent visité par les familles françaises, est un vaste local en briques rouges ayant une grande salle de fêtes, un salon de lecture, etc. J'en ai vu l'ouverture en 1872 ; le monde arrivait en août, et la véranda sur la mer ne manquait pas de gaîté, il y avait un *swimming bath* clair et élevé de plafond, d'une profondeur de 5-6 p., température naturelle 17°. Des bains de mer chauds, munis de sièges pour descendre les invalides en baignoire ; en outre *Medical bath* où se donnaient les douches.

Nous avons signalé une différence de climat entre la partie basse et les hauteurs. Dix jours d'observations, en juillet 1877, n'ont pu nous fournir que des données incomplètes : P. 778-773 ; T. max. 20, min. 16 ; R. différences des 2 thermomètres 17,5-13, 19-13. 5 jours beaux, 4 avec ondées. T. de la mer 18.

Falaises crayeuses vers Douvres, 3-400 p. (90-120 m.), craie grisâtre assez dure, se divisant en fragments ; en haut, craie blanche.

Falaises argilo-sableuses ; argile grisâtre, noirâtre, assez plastique. Dans le bas, rocher de grès (1).

Plage. — Séparée du port par une barrière ; bordée d'une chaussée qui repose sur un sol caillouteux. Expos. Ouest.

Les galets à pente raide nécessitent l'emploi de treuils, ce qui rend le bain incommode. A marée basse, se voit du sable sans cailloux et, au loin, des rochers tapissés d'algues.

Si l'on cotoie le rivage à quelques kil., on arrive à une baie ouverte à l'Est, tapissée de sable fin à grains blancs et noirs. Il y a aussi des rochers de grès ferrugineux.

De jolies promenades à faire en suivant les hauteurs où l'on voit ces vieilles tours dites *Martello towers*, semblables à celles que j'ai vues sur les côtes d'Italie et qui ont exercé la patience des antiquaires. Le pays est peu boisé ; dans les ravins arrosés poussent de hautes herbes et des arbustes en touffes.

Sandgate. — 3 kil. de Folkestone. La route, par les hauteurs, offre un beau coup d'œil sur le pays et sur la mer où se profilent au loin les côtes de France. La route de la plage est bordée de rochers de grès, de prairies, de bouquets d'arbres ; les pentes sont tapissées de touffes d'arbustes et de plantes grimpantes, de mauves, de coquelicots, de caille-laits, etc. Les grès font saillie sur les sables argileux ; souvent ils sont glauconieux (2).

(1) Analyse : eau, 1 o/o ; sable, 45 ; limon, 22 ; CO^2CaO, 24 ; FeO, 4,5. J'ai trouvé en outre un peu de chlorures.

(2) Analyse du grès : eau, 3 o/o ; sable, 40 ; limon, 36 ; calcaire, 14 ; Fe^2O^3, 3. J'ai trouvé plus ou moins de fer dans les divers échantillons.

Les villas sont entourées de bois jusqu'à *Radnor terrace*; quelques gros sycomores et toujours les prairies descendant au rivage. Même paysage jusqu'à la ville.

Sandgate a son château et sa tour historique. Les villas dans la verdure sur les coteaux lui donnent un aspect coquet; la grande rue Broadway a quelques jolies boutiques. — Hôtels Royal, Kent, etc.

Plage. — Légèrement courbée aux extrémités, exposée au Sud. Pente assez raide; sable et cailloux de silex blonds et noirs qui sont apportés par vents S.-O.

L'espace pour le bain est restreint; du reste, assez de machines roulantes.

Hythe est un petit bain voisin, *quiet place*.

Une promenade au camp de *Shorncliff*, assez voisin, ne sera pas sans intérêt. J'y ai admiré de beaux hommes, artilleurs, lanciers; de superbes chevaux dans les écuries tenues avec une propreté modèle.

Hastings. — Mérite de nous arrêter plus longuement. Sur la côte de Sussex, à 90 kilomètres de la capitale.

Ville de 50.000 h., importante par son commerce, ses pêcheries, son marché aux poissons. De plus, elle vit naître le renégat Titus Oates, inventeur du fameux complot qui fit périr tant de catholiques. Souvenirs de lord Byron, de Louis-Philippe, de Napoléon III et de l'impératrice.

Il y a deux villes distinctes : la Vieille Cité entre

deux rangées de collines côté Est. L'aspect du port et des boutiques de High street ne manque pas de cachet. Des prairies de *East-cliff* se découvrent la mer et la ville couronnée du vieux château normand.

La Ville Nouvelle, reliée à S. Léonard par une arcade, s'étend en un quai interminable bordé de belles constructions. Les principales rues partent du carrefour de Queen's hôtel : larges et ornées de beaux magasins indiquant la grande ville. Sur la hauteur s'ouvre la vaste place de *Warrior square*, entourée de résidences luxueuses. De cette partie haute la vue embrasse la campagne et la mer ; la baie d'Eastbourne, la pointe *Beachy head*. Le nouveau parc Alexandra est une jolie promenade.

Parmi les hôtels très nombreux à signaler : Queen's, Eversfield ; Royal et Victoria qui ont la clientèle des têtes couronnées ; l'hôtel Marine est plus loin du beau quartier.

Je conserve un bon souvenir du boarding h. d'Eversfield où, pour 2 G. par semaine, nous avions double bed room et grand sitting room sur la mer ; toujours grand luxe de mobilier et de lavabos.

J'ai dit un mot du climat dans ma brochure (1900).

L'exposition Sud du rivage, au pied des rochers d'une trentaine de mètres, rend la chaleur incommode en été. Clark avait signalé l'abri N.-E. J'ai trouvé pour altitudes : East Cliff et Lower seat plus de 100 m. ; Fairlight, 150 ; coteaux de Sussex, 200 m. Dans les grottes *Clement's caves*, mon thermomètre est resté fixe à 11°, moyenne du lieu. Les vents d'Est et d'Ouest soufflent parfois avec violence comme en général sur la côte Sud. La pluie, assez fréquente, ne mouille pas longtemps le sol poreux.

Mes observations d'une semaine, mi-juillet, ont peu de valeur : P. 769-752; T. 19-15°; mer 18°, et densité 1.025; R. entre les deux thermomètres 16,5-15,5; 17-11; un jour beau, un couvert, cinq de pluie. Dans le vallon *Glen* de Fairlight il y avait des ormes et des hêtres volumineux.

Le sol est intéressant pour le géologue. Nous sommes en plein *Weald*, sables de Hastings, lequel reparaît au delà du détroit en France et en Allemagne. Là se sont rencontrés l'Iguanodon de Mantell, 15-18 m., le mégalosaure, le plésiosaure, le ptérodactyle et autres gros animaux de l'époque.

Les falaises sableuses en stratifications, qui dominent les maisons du quai, ont 30 m. de puissance; le grès varie de couleur et de consistance.

A *White rocks*, c'est du grès plus clair à veines noires. Cette roche s'étend à plus de 2 milles vers Fairlight, tantôt jaunâtre et tendre, tantôt blanc jaunâtre, assez dure pour bâtir (1).

On a trouvé des troncs d'arbres, restes d'une forêt sous-marine.

Plage. — Le Pier au centre en est l'ornement, long de 2.000 p. (600 m.), très large, assis sur de gros pilastres, surmonté du pavillon de musique, il peut recevoir une masse de baigneurs; entrée 2 D. Un nouveau a été construit à S. Leonard.

La plage regarde le Sud. Une première ligne de graviers se voient seuls à marée haute; à marée

(1) Analyse du grès de la plage : eau, 5 o/o; sable, 40; limon, 35; Fe^2O^3, 18; un peu de sel. Le grès de White rocks m'a donné Fe^2O^3, 2 o/o; surfaces manganésiennes.

basse paraît le sable. La pente prononcée au bord va s'adoucissant. Le sable est mêlé de rochers de grès creusés de rigoles et recouverts d'algues et de moules; tout cela léger obstacle à la balnéation.

Le groupe principal des cabines roulantes se tient près de Queen's hôtel; moins au quai de la marine qui n'a ni la même régularité ni l'aspect élégant. Les *glass seats* ont les quatre faces.

Au delà de Queen's hôtel, au-dessous de Pehlam crescent, l'établissement renferme un bain froid *Cold plunging bath*, temp. 17°, bordé de grands carreaux de faïence; des cabinets de bains chauds avec *dressing room*; prix : 2 sh.

Le *Lock's Royal Bath* en face l'hôtel Victoria, après l'arcade, est du même style.

Enfin un établissement d'hydrothérapie.

Fairlight, à 2 M., est une jolie promenade à pied, par le vallon de Glen d'une riche végétation.

A 12 M. *Bedlam castle* en ruines au milieu desquelles se dressent de grosses tours moyen âge.

Normanhurst castle a aussi de belles ruines et un château moderne richement meublé, terrasse ayant vue sur la mer et sur un grand parc. C'est le chemin de *Battle Abbey*.

Battle Abbey. — Souvenir si vivace dans mon esprit que je ne puis m'empêcher d'introduire ici ce hors-d'œuvre.

De grands breaks à 4 chevaux, aller et retour 4 sh., nous conduisirent d'une vive allure, en un peu plus d'une heure, au village de ce nom.

Dans l'église gothique normande j'ai remarqué,

sur le pavé, le relief en bronze d'un guerrier du XIIIe s. couvert de son armure et un tombeau de marbre du XVIe.

L'abbaye, fondée par un vœu de Guillaume le Conquérant, est en ruines; les restes de murailles sont disposés en un grand rectangle. La porte d'entrée sous une tour gothique est flanquée de deux tourelles octogones. La crypte, style normand pur, rappelle celles de Caen.

Les terrasses sont abritées d'ormes séculaires, de cyprès, d'ifs, etc.; de plus, un gros figuier. Vers le Sud se développent des forêts ombreuses.

La grande scène se passait en 1066 ; l'armée normande, après avoir débarqué par surprise, prit position sur le coteau d'en face d'où elle descendit pour attaquer les Anglo-Saxons. La résistance fut terrible et la victoire due à un stratagème du rusé Normand. Harold tomba avec son étendard et le sort fut décidé. La pauvre Edith, guidée par son amour, retrouva le corps parmi les cadavres.

Sur cette place fut bâti un couvent pour les moines de Noirmoutiers.

Comme ce lieu est mélancolique! Sur la route de Newhaven à Brighton existent un château et un monastère de Guillaume.

Bexhill est un nouveau bain de mer à 6 à 8 kil. de S. Léonard; encore peu connu.

Eastbourne. — Sussex, à 66 M. (105 kil.) de Londres. De Hastings une h. *by train*; souvent sur le bord de la mer; grandes prairies où paissent les vaches et les moutons des south downs.

Ville de 40.000 h., assez moderne, bien percée et bien bâtie qui doit sa prospérité au duc de Devonshire, lequel a dépensé de grosses sommes et ouvert son parc au public.

La ville basse s'étend sur une longueur de 3 M. (près de 5 kilom.), en deux quais superposés d'un effet grandiose. Rues larges et animées par d'élégantes boutiques sur le modèle de Londres ; boulevards bien plantés et grande allée d'ormes séculaires.

La partie haute vers les downs forme une région à part, plus fraîche en été.

Grand hôtel, Queen's, Cavendish et boardings h. en nombre, très confortables.

Par sa situation sur un promontoire, Eastbourne est moins bien protégé que Hastings, cependant mieux que la partie N.-E. de Kent puisqu'il fait face au S.-E. J'y ai vu assez de monde en juillet; la saison jusqu'à mi-octobre.

Les roches de grès argileux font place à la craie après la pointe de Beachy head dans la direction de Brighton ; ici c'est encore le Weald.

Plage. — En ligne droite où s'alignent les cabines. Au bord graviers et cailloux, ensuite sable et rochers tapissés d'algues.

Le bâtiment des bains en briques rouges à tourelles (1875) renferme deux piscines : celle des hommes, 50 m. sur 10, profondeur jusqu'à 3 m.; claire et fermée d'une belle charpente ; 10 cabinets. Celle des dames moins étendue. Temp. de l'eau 18°, chauffage en hiver.

C'est un des bains les plus vastes et les plus élégamment construits que j'aie vus en Angleterre.

Aux environs, châteaux de Hursmonceaux et de Pevensey où débarqua Guillaume le Conquérant.

Brighton. — Le plus grand bain de mer de l'Angleterre, le plus connu à l'étranger; néanmoins je ne saurais lui accorder la préférence au point de vue de l'agrément.

Encore Sussex. De Londres 50 M. (80 kil.), relié à la capitale par des trains incessants (*Quick* et *Cheap trains*) qui amènent une foule énorme et un mouvement de véhicules assourdissant.

De la gare, qui domine d'une trentaine de mètres, la ville se développe à droite et à gauche avec ses faubourgs Kempton E. et Hove O. reliés par des trains électriques. Distance de 3 M. (5 kil.), entre les deux extrémités.

Population 120.000 h. Les rues dont plusieurs partent de la gare sont larges, bordées de trottoirs et pleines de magasins offrant les ressources de Londres.

Grand hôtel à huit étages, Royal, Métropole, etc. Dans un de mes arrêts, je fis un bon déjeuner à 3 sh. au restaurant de l'hôtel Royal : poisson, gigot entouré de légumes et bon médoc à 2 sh.

Il y a des restaurants pour toutes les bourses et des pâtisseries sur le modèle de Londres où les lunchs sont excellents, à prix raisonnables.

Beaucoup de villas à tourelles et jardinets, les plus recherchées sur la hauteur.

Le palais du Pavillon a été abandonné par la reine mal satisfaite des habitants; les jardins sont publics; en outre, Queen's park et plusieurs squares ombragés.

Théâtre royal, concerts, courses d'automne, régates, grand aquarium, écoles de tout genre, etc.

Les collines au N. ne sont pas assez élevées pour protéger efficacement la ville; la partie O., mieux défendue. Le quai, très chaud l'été, est balayé par les vents qui soulèvent une poussière incommode; les vents d'Est au printemps sont froids. L'automne est plus doux; aussi est-ce la vraie saison; il y a toujours du monde; j'en ai vu beaucoup au commencement d'août.

L'eau potable est un peu trop calcaire.

A l'Est, vers Kempton, ce sont des falaises crayeuses; à l'O., le crétacé finit en pente douce.

Plage. — Vaste courbe dont la ville est le centre. Le quai est bordé d'une digue de 2 kil. qui a coûté 2 millions; les dégâts causés par les grosses mers ont nécessité ce gros œuvre et, en même temps, la reconstruction du Pier; preuves de la violence des tempêtes.

Le Pier actuel, long de 300-400 m., repose sur une forêt de gros piliers en fonte contre lesquels la vague se brise parfois avec fureur; en descendant l'escalier, le spectacle est imposant.

De la plate-forme couverte de pavillons, de cafés, de sièges commodes, *Glass seats*, plusieurs milliers de spectateurs passent des heures en pleine mer, jouissant d'un beau panorama.

La plage S.-S.-O. ne laisse voir le sable qu'à marée basse; le premier plan est constitué par des cailloux, entre autres par de gros silex de la craie, blonds et noirs. Sur cette partie du rivage la pente est plus raide et met un obstacle au roulement des nombreuses cabines.

Kempton possède une plage à part et une jetée; côté moins agréable et moins fréquenté.

Parmi les établissements balnéaires, je citerai *Hobdon's Royal bath, King's road* (1865). Salons d'attente luxueux, grands couloirs, *dressing rooms* à cheminées; une vingtaine de cabinets pour bains chauds.

Le *swimming bath* mesure 60 p. sur 30 (18 m. sur 9); j'y ai trouvé 72° F. (22° cent.).

Ajoutez douches, bains de vapeur et d'air chaud.

Aux environs, *Devil's dyke* vaut une visite.

Nous ne devons pas oublier quelques petits bains peu distants de Brighton.

Seaford. — Dans les South downs ; jolies promenades où le botaniste étudiera la flore des downs, climat saint (*Convalescent hospital*). Assez bonne plage (*Quiet*).

Littlehampton. — Assez bonne plage (*Arundel Castle*).

Bognor. — Bien abrité, climat doux, bonne plage de sable (*Chichester church*).

Ces deux derniers côté Ouest.

Southsea. — Faubourg de Portsmouth, séjour des officiers de marine, comme Tamaris chez nous. On comprend le mouvement et la gaîté que donne le grand port militaire; une belle esplanade a vue sur Whigt et le Solent. Grandes ressources d'hôtels et de maisons garnies. — Climat doux entre Whigt et les downs. Plage caillouteuse.

Le château de Portchester garde le souvenir des prisonniers français.

Les excursions sont faciles à Wight et dans la baie de Southampton sous des berceaux de verdure. Il faut visiter les ruines de *Netley Abbey* d'une jolie architecture et l'hôpital militaire, imposant édifice.

Les bains de mer de l'île de Wight forment un groupe à part de la côte Sud.

Ile de Wight. — Elle fait partie de la région dite *south coast* de Clark, dans le bassin du Hampshire. Sa forme est celle d'un losange, diagonale E.-O. Son pourtour mesure 60 M. (95 kilom.).

De Londres 3 h. par Stokes-bay ou Portsmouth. Trains nombreux, à prix réduits, en correspondance avec ceux de l'île, lesquels, il y a trente ans, n'arrivaient qu'à Newport. La traversée du Solent est de 15 minutes. Les steamers de Southampton arrivent en moins d'une heure. Des yachts sillonnent en tous sens le détroit. Les *coaches* permettent le mieux de voir le pays.

Wight est l'ancienne *Vectis* dont les ruines des villas romaines attestent l'importance. Près de Newport sont encore des ruines celtiques et le château de Carisbrooke rappelle la captivité de Charles Ier.

L'aspect, en arrivant par le Nord, est féerique : ce ne sont que bouquets de bois et touffes de verdure, continuation de la belle végétation de la rivière de Southampton; des villas et des châteaux et des parcs plantés de gros arbres, *garden of England*.

Le sol a été bien fouillé par des géologues éminents parmi lesquels Mantell, Forbes, Prestwich et notre confrère Barrois (1875).

Une forêt sous-marine témoigne de l'ancienne

union avec le continent anglais. Plusieurs terrains y sont représentés : près Yarmouth, le miocène inférieur renfermant les mammifères de Montmartre; l'éocène supérieur où gisent le paléotherium et l'anoplotherium ; l'éocène inférieur (London clay), où l'argile donne une puissante végétation. Quant au crétacé, il occupe le Sud sous l'aspect de falaises jusqu'à 4 ou 500 m. de puissance. Aux deux bouts de la diagonale, *White cliffs* et *Alum bay*, se présente la craie à bélemnites sous les sables tertiaires. Sur la route de Newport à Freshwater, j'ai vu beaucoup de fours à chaux. Le crétacé n'offre plus la fraîcheur de végétation du tertiaire, souvent des gazons maigres.

Le weald au-dessous du grès vert apparaît à Brixton et à Sandown.

Nous avons donné quelques développements sur le climat et les bains de mer dans notre brochure de 1878 (*Gazette des Eaux*). Nous avons dit comment les côtes Nord, Est et Ouest étaient balayées par des vents frais, tandis qu'à Ventnor l'Undercliff, au pied d'une énorme falaise, devenait une Provence.

Parmi les bains de mer se présentent, en premier, Ryde et Cowes qui ont une réputation européenne par la société des souverains, le concours du monde aristocratique, les fêtes, les régates, etc.

Les deux villes étaient déjà connues au XVIIIe s.

Ryde. — Ville de 12.000 h., bâtie sur les hauteurs descend en pente au rivage, ce qui lui donne beaucoup de pittoresque. Elle a l'aspect d'un quartier élégant d'une grande ville, témoins les boutiques d'Highstr. et Unionstr. Sur l'Esplanade s'élèvent les beaux hôtels du Pier et de l'Esplanade, peu abordables en grande saison. La plus grande des deux jetées n'a pas moins de 2300 p. (700 m.). Un train électrique part de l'embarcadère des bateaux. La terrasse est couverte de pavillons, cafés et buffets; c'est un mouvement continu d'arrivées et de départs.

La plage n'a qu'un coin pour les baigneurs; partout des cailloux et de la vase; elle est si plate que la mer disparaît, en marée basse, jusqu'à 2 kilom. J'ai trouvé en plein été la temp. de l'eau 18-19°; D. 1024-1025.

Au voisinage est la petite plage de *Seaview*.

Cowes. — Je connais peu de trajets aussi attrayants que celui du bateau de Ryde à Cowes : partout forêts et gazons bordant les rives; ruines de Quarr Abbey, château d'Osborne dans le style italien couronné de terrasses; château de Norris, ayant plus de cachet (souvenir de George IV).

Cowes à l'embouchure de la rivière Médina, large d'un mille comme si elle débouchait d'un continent; séjour aimé de la reine Victoria, possédant le *Royal Yacht Club*, rendez-vous de l'aristocratie. On y voit les ruines du château de Henri VIII.

Il y a deux villes distinctes : East Cowes pour le commerce, W. Cowes pour la fashion. Des hôtels, citons : Gloster, Marine, Globe; de plus, des villas princières.

C'est le climat du Nord de l'île, plus frais encore par une splendide végétation.

L'eau potable laisse à désirer.

La plage au N., à un mille, est trop en pente, d'où la nécessité des treuils pour remonter les cabines. Le sable est mêlé de cailloux et de coquilles. Petit établissement de bains chauds.

En somme, Ryde et Cowes, en dépit de leur réputation bien justifiée en tant que lieux de fêtes et de plaisance, n'ont que des plages médiocres. Ajoutons que les villas et les parcs constituent partout des barrières interdisant aux promeneurs l'accès du rivage.

Ventnor. — Un seul mot de cette ville d'hiver dont nous avons traité longuement ailleurs.

Hôtels Royal, Marine, Esplanade et villas perchées sur les hauteurs.

La plage, au pied des falaises argileuses du Gault d'un bleu noirâtre, toujours croulantes, est d'un accès difficile et l'argile entraînée par les eaux se mêle au sable. Peu de baigneurs. J'y ai vu du brouillard en juillet.

Freshwater. — A la pointe O. de l'île, de plus en plus recommandée par les médecins de Londres à cause de l'air frais entretenu par les vents occidentaux. Je recommande la route, en break, partant de Ventnor. L'arrivée par une brèche entre les downs crétacés, *Freshwatergate* n'est pas sans grandeur et sauvagerie. Les hôtels et maisons de logement sont un peu loin. Vie simple et monotone.

La plage, d'un demi-kilom. d'étendue, est bordée à droite par des cliffs élevés où les couches de craie sont entremêlées de silex noirs. L'exposition S. ne la met pas à l'abri des vents N. qui trouvent une issue entre deux masses crétacées.

Le sable est quartzeux, mêlé de grains blancs jaunâtres calcaires et de grains noirs ferrugineux, quelques-uns magnétiques.

La pente raide nécessite des treuils.

A recommander la promenade aux *Needles* où la craie affecte les formes de rochers sauvages, dans un pays de landes et de bruyères ressemblant à un coin de la Bretagne.

D'autre part, *Alum bay* est un point classique pour le géologue : tables de grès dur à surfaces ocreuses et sables bariolés de l'éocène (1).

Nous arrivons à deux vrais bains de mer Sandown et à côté Shanklin.

Sandown. — Mis en vogue par les paysages de Collins, a pris de l'accroissement depuis une trentaine d'années.

Belle situation dans la vaste baie du même nom ouverte à l'Est. Aujourd'hui bien percé de rues et pourvu d'hôtels parmi lesquels l'hôtel Sandown, proche la mer, où j'ai habité.

L'air est frais l'été et la végétation assez belle. Pendant une semaine, fin juillet, mon thermomètre s'élevait à 18° le matin ; l'hygromètre vers 84 o/o et le baromètre a varié des 13 mm. ; le temps généralement beau.

Du rivage se voient les falaises blanches crétacées des *Culver cliffs* et, plus loin, le *lower green Sand* et les grès limoneux et ferrugineux du Weald. Cela explique l'origine des cailloux et du sable.

L'eau de la mer, également dans la matinée, variait de 18-19°.

Plage. — Environ 1/2 kil. regardant S.-E. Au bord

(1) J'ai trouvé dans la craie de Freshwater en général 5 o/o d'eau et 15 de limon ; dans l'argile 7 o/o d'eau et 4 d'oxyde de fer. Les grains de sable noir pulvérisés donnent une poudre ocreuse.

le sable est mêlé de cailloux et la pente assez forte, plus loin, le sable blanc et moelleux est en pente douce.

Le bain est possible à toute marée. Le dimanche il n'était permis que jusqu'à 10 heures du matin. Plus loin estun petit bain libre.

Shanklin. — A 3 kil. au S.; jolie route par les hauteurs; elle arrive au milieu de la verdure au village perché sur les cliffs, les plus hauts 800 p. (240 m.). Le ravin bien connu des touristes, *Chine*, à travers le grès vert foncé inférieur, est peuplé de gros arbres.

Hôtel Royal sur la mer où le dîner est excellent.

La plage face Est a une pente douce permettant le bain à toute marée; sable fin.

Maison de convalescence bien placée à l'air des bois et de la mer.

Vue de *Cook's Castle* (1).

Reprenons la côte Sud où sont, en général après Wight, des plages plus éloignées des grands centres et moins importantes.

Bournemouth. — Dorset, aujourd'hui ville d'hiver en renom, à 3 heures de Londres. Dans la vallée de Bourne qui s'étend à 3-4 kil. au milieu de dunes sableuses et de forêts de pins, comparée à Arcachon. Le fond de la baie est abrité N. E.; les vents du S.-O. apportent la pluie; telles sont les condi-

(1) Pour terminer l'article Wight, un mot des grès :
Grès Ventnor : eau, 3,5 o/o; sable, 55; calcaire, 7,5; Fe^2O^3, 3,5;
Grès Sandown Culver cliffs : eau, 6 o/o; sable, 27; limon, 47; calcaire, 7 o/o; Fe^2O^3, 4; Chlorure de sodium et autres sels.

tions qui lui ont valu une place parmi les séjours d'hiver.

Ville de 40.000 h., couverte de constructions modernes, percée de grandes avenues plantées, bien pourvue d'hôtels et de villas enfouies dans la verdure. De riches familles y ont fixé leur résidence. La plage est ornementée d'un Pier et les machines roulantes n'y manquent pas. Au second rang en tant que bains de mer

Bosecombe et *Southborne* se classent comme annexes.

Swanage, à 135 M. (215 kil.) de la capitale, est un bain modeste. Assez bonne plage qu'abritent des falaises de 200 m.

Visite au château de Purbeck. Les *Purbeck's quarries* fournissent de belles pierres et des marbres. Les couches d'eau douce se rattachent à l'oolithe supérieure. La craie renferme des reptiles fossiles.

Weymouth. —Dorset, à 16 kil. de Dorchester dont l'église mérite une visite. A 5 h. de Londres. Communications faciles par steamers avec Wight et la côte de Devon.

Weymouth est plein de souvenirs de Marguerite d'Anjou, de W. Raleigh, créateur de la Virginie, sous Élisabeth, de George III qui a sa statue, etc. Cette dernière époque fut assez brillante, puis un temps de déclin, et aujourd'hui retour de prospérité.

La population approche de 15.000 h.; très vivante en août, époque de la grande affluence. La ville a bon aspect avec son vieux château, son esplanade longue d'un mille, ses hôtels Royal, Glocester, Burdon où le dîner à 4 sh. 6 était bien servi.

La vie est assez calme; les principaux divertissements sont la pêche et le canotage; mais au moment des régates la physionomie devient plus mondaine.

Plage. — Dans une grande baie circulaire, entre les saillies de Purbeck et de Portland, entourée des falaises de la craie de Dorset qui succède au tertiaire sur la côte.

La plage exposée S.-E. est coupée par la jetée. Sa pente assez bonne et le sable ferme favorisent le roulement des machines et la promenade à marée basse.

C'est une des belles et bonnes plages de la côte ; quelques graviers dans la partie Est n'ont aucun inconvénient.

Les environs sont la providence des géologues :

Forbes a étudié les couches de Purbeck entre Swanage et Weymouth ; le Dr Falconer y a recueilli des mâchoires de marsupiaux. Il a été question plus haut des carrières.

L'île de Portland pointe à 6 kil., reliée à la terre ferme par un banc de galets. Les rochers sont bas et les couches horizontales affleurent à la mer. L'érosion a créé des cavernes de forme bizarre.

La pierre et le ciment de Portland sont bien connus. J'ai vu de très beaux quartiers aux débarcadères de la Tamise. Ils ont paré les façades des monuments et grands édifices privés de la capitale.

Un mot des forêts sous-marines de la côte : dans une terre noire se dressent verticalement des troncs de conifères et de cycadées. Il a été question plus haut de ces forêts antiques.

Lyme Regis. — Dorset; bain plus modeste et vie plus calme.

Au fond de la baie où la protection des cliffs produit un doux climat. Le sol est instable par le glissement des argiles bleues du lias.

La plage est couverte d'un sable ferme.

Sidmouth. — Devon, à 5 h. de Londres. Sa vieille réputation a été effacée par celle de Torquay, à titre de ville d'hiver. La mer, par ses envahissements, a nécessité des digues *Seawalls*.

Très bonne situation au fond de la baie où des collines de 200 m. forment une barrière protectrice. La vallée est ombragée. Le grès rouge fait ici son apparition.

A noter quelques restes de l'occupation romaine.

Exmouth. — A la pointe, jouit d'un air plus vif. Encore le grès rouge au milieu d'une riche végétation. Plage peu sûre par les courants.

Teignmouth. — Vieille réputation, vient après Torquay au point de vue de l'importance, moins abrité que cette dernière. Roches grès rouge.

La ville se divise en deux : W. Teignmouth partie ancienne et le quartier de l'Est élégant donnant sur la mer. Sur le Crescent sont les plus belles maisons. Société choisie se livrant à la pêche dans une rivière poissonneuse.

La plage est couverte de sables et de graviers. Il y a une maison de bains et un établissement d'hydrothérapie.

Torquay. — Toujours Devonsh. A 5 heures de Londres (*fast trains*). Dans une baie de 12 M. (19 kil.).

La ville compte 25.000 h. Le quai long de 3 M.,

face S.-O., offre trois rangées de constructions superposées et des villas entourées de jardins et de parterres. Point de rues, ce qui donne un cachet spécial; hôtels Impérial, Ròyal, Victoria, etc., théâtre, concerts, régates, etc.

Deux rivières coulent dans deux vallées. Les cliffs appartiennent à la série du grès rouge. Les cavernes à ossements de mammifères sont intéressantes.

Torquay est le séjour d'hiver le plus en renom; l'abri devient en été un inconvénient ; mais la partie haute *Tor* est plus fraîche. Les pluies deviennent plus fréquentes à mesure que la côte s'avance vers l'Ouest.

Le Pier est un lieu de promenade d'où la perspective est très étendue.

La plage est médiocre.

Celle de *Peignton* à 2 M. est mieux ; à *Darmouth*, le bain se pratique dans de petites anses.

Salcombe. — A la pointe S. de Devon entre Darmouth et Plymouth, aboutissant du chemin de fer est, avons-nous dit ailleurs, un climat d'hiver exceptionnel. De plage, il n'en est pas à proprement parler.

A voir Salcombe, Castle.

Falmouth. — A l'extrémité S.-O. de la pointe de Cornwall; à 9 h. de Londres, a acquis une notoriété plus récente qu'elle mérite par sa flore méridionale et l'égalité remarquable de température entre le jour et la nuit. C'est une région pittoresque autour d'une grande baie de 6 kil. Les rochers font partie du *Old red Sandstone*.

La ville en amphithéâtre est dominée par la vieille tour de Henri VIII.

La plage n'a qu'une partie favorable à la balnéation.

Penzance. — Encore plus à la pointe, Cap Lizard, est connu dès longtemps des climatologues, mais n'est pas un bain de mer.

Même remarque sur presque tous les points de cette côte.

Nous terminons par

Ilfracombe. — A l'embouchure du Bristol Channel ; 7 h. de Londres par S. Western ; steamers de Liverpool.

Hôtels nombreux et maisons confortables; jardins d'hiver. Le climat est plus frais que dans les lieux précédents. La contrée est embellie par les rochers de vieux grès rouge.

Plage médiocre.

BAINS DE L'EST

Gravesend. — A 24 M. (38 kil.) de Londres, sur la Tamise. Le parcours du train et mieux du bateau laisse voir les tranchées dans le crétacé ; l'hôpital de Greenwich, l'arsenal de Woolwich, les jardins de Rocherville. Gravesend est une ville de 25.000 h. au milieu d'un pays bien cultivé ; elle est animée par la station des yachts. La forteresse de Tilbury est imposante.

La Tamise, bien que large d'un mille, profonde et grossie par un flux considérable, ne peut être prise pour un vrai bassin d'eau salée.

Plage médiocre, peu recommandée. Etablissement de bains chauds.

Plus loin vers l'embouchure *Southend* et *Sheerness* se regardent sur les deux rives opposées. C'est un amas de docks et de vaisseaux, un passage continuel d'un effet saisissant aux entrées du grand fleuve. La jetée de Sheerness est d'une longueur interminable.

Laissant *Felixtowe et South-wald*, nous nous arrêtons à

Yarmouth (Norfolk). — De Londres 120 M. (190 kil.); ville importante 50.000 h. La partie ancienne n'a que des rues étroites ; mais la partie neuve est bien ouverte et ne manque pas de grands hôtels : Royal, Victoria, etc., ni de maisons meublées, ni de ressources en tout genre. Les régates y sont très suivies ; enfin les ruines romaines intéressent le touriste.

Deux piers partent du quai; bonne plage de sable.

De là nous passons aux bains de la côte d'York, dont l'importance comporte plus de développements. Ces bains, très suivis, sont remarquables par leurs beaux sables. Il sera facile de s'expliquer cette richesse de sables en jetant un coup d'œil rapide sur le sol de cette région. Les travaux de Philipps et les coupes des musées de Scarborough et de Whitby rendent la tâche plus facile.

Rappelons que le jurassique est ici dans tout son développement. C'est une alternance de couches puissantes de calcaires, d'argiles sableuses et de sables : calcaires du Coral rag et de Kelloway rocks ; argiles Kimmeridge, Oxford et Speeton clay ; sables des upper et lower sandstone ; les argiles sont partout sableuses. L'Oxford clay a 150 m. d'épaisseur, le lias 4 à 500 m.

J'ai été surpris, en longeant la côte durant des heures entières, de la puissance des masses argilo-sableuses croulant sans cesse sur la rive et la couvrant de ses débris. Ces falaises, détruites chaque jour par les flots, laissent la mer s'avancer peu à peu aux dépens de la terre ferme. Là aussi se découvrent des forêts sous-marines.

D'autres développements trouveront leur place à propos des diverses stations marines.

Scarborough. — A 5 ou 6 h. de Londres, à 70 kil. d'York. La gare est sur une hauteur éloignée de la plage de près d'un kilom. De là se dessinent les collines N. et S.

La ville en amphithéâtre présente un aspect magnifique. Population 35.000 h. Elle est partagée par le ravin *Valley bridge* surmonté de deux ponts qui embellissent le paysage. En bas, le parc et une pièce d'eau.

L'ancienne ville occupe le côté N. ; elle est percée de grandes rues commerçantes dont l'une se développe en arc de cercle de la gare au port, tandis que Castle road va au château par une grande courbe parallèle. D'autres rues transversales, à belles boutiques, descendent à la plage. Des magasins de jais attirent les regards.

Au Sud s'élèvent des constructions plus modernes; c'est le quartier élégant, Trafalgar et Albemarle Squares.

L'Esplanade, fréquentée par les promeneurs, est

au-dessus du Casino et domine la mer ; la vue sur la ville est très complète.

Le Grand Hôtel est admirablement placé au centre de la baie, à une centaine de pieds au-dessus de la mer. Ses coupoles orientales, ses dix étages, son escalier grandiose sont d'un grand effet. Une partie est en rotonde.

Type du Grand Hôtel anglais, cet édifice aurait droit à une description. Il suffira de signaler ses grandes chambres bien pourvues de grandes armoires à glace, de tables solides et de sièges ; ses *dining rooms* et *drawing rooms* luxueux ; son bar au rez-de-chaussée dit *refresment room* pour un monde plus vulgaire ; pension 12 à 15 sh., un peu majorée en pleine saison ; Claret 2 sh. 6.

Des autres hôtels, nous citerons le Royal le plus ancien ; Crown et Prinz of Wales près l'esplanade ; Queen's et Alexandra sur le rivage N. ; Pavillon en face le Railway, pension 10-12 sh. D'autres plus modestes dans la ville.

Parmi les boarding houses, Swifts, Laughton, etc. J'ai passé quelque temps chez Laughton, pension 10 sh. Bonne maison bien placée pour suivre le mouvement des baigneurs par Valley bridge.

La société y était agréable et la table était dressée quatre fois le jour pour déjeuner, lunch, dîner et thé selon l'usage anglais. Cela soit dit une fois pour tous les autres boardings.

Des villas coquettes ayant vue à l'Est sur la mer se louaient de 500 à 1000 francs par mois.

Je dois mentionner le Théâtre, le Circus, le Music-hall, l'Aquarium, les *pleasures grounds*, etc.

Les jetées du port sont peu suivies par les promeneurs.

Les prairies du château sont plus appréciées, quoique loin du centre. C'est un endroit frais et agréable, d'où se déroule le panorama de la ville et de la mer.

Le château en ruines, 1136, assiégé par Cromwell, est perché sur le mamelon N.-E. qui fait saillie dans la mer. De gros blocs de rochers sont répandus au pied. L'altitude atteint 80 m. J'ai vu les *riflemen* sur le *Castle yard* où sont les casernes.

Le dimanche on peut étudier le type de la population : assez bonnes physionomies, types un peu germaniques. La ferveur des protestants d'York se manifeste dans les chants religieux, *Open air meetings*.

Plage. — Celle dite *southsands* se voit très bien des fenêtres du Grand Hôtel. Elle s'étend du Casino au port environ 1 kil. ; mais la vraie plage n'a que la moitié de cette dimension. Exp. E. ; pente douce un peu plus prononcée au bord. Le sable est blanc, assez ferme pour s'y promener ; de petites voitures à ânes, à chevaux y sont conduites par de petits postillons en costume.

La marée haute est mieux pour le bain ; mais il est possible à toute marée. Aucune rivière ne souille l'eau de mer. Les machines se rangent au-dessous du G. Hôtel : 1re classe 1 sh., 2e 6 D. Les sexes sont séparés.

Point de bains le dimanche.

La plage du N. *Northsands* est située dans une grande baie divisée par le Pier qui sert de promenade ; longue d'un demi-kil. jusqu'à l'hôtel Alexandra; elle regarde N.-N.-E. Le sable en pente douce est semé de quelques algues avec de petits rochers; il renferme des grains noirs.

L'établissement principal est voisin du G. Hôtel; il dispose de cabinets de bains proprement tenus. La piscine très claire, sous un toit de verre, mesure 16 m. sur 12, assez profonde pour s'appeler *plunging bath. Warmbath* 1 sh. 6; *Cold* 1 sh., *turkish* 6 D.

Plus loin *Southcliffs bath* et autres.

Royal bathing infirmary donne sur la mer. Les salles s'ouvrent sur de grands couloirs. Les cabinets de bain sont soignés. Les tables du *Dining room* étaient couvertes de viandes appétissantes lorsque la surveillante, *Lady superintendant*, me fit gracieusement les honneurs de la maison.

Cet hospice, parfaitement dirigé, reçoit les malades, sur un certificat médical, au prix très doux de 4 sh. par semaine. Ils y font en moyenne un mois de séjour par séries, depuis mai à décembre. Il en était passé 500 lors de ma visite.

Seamen's hospital est dans Castle road.

La ville compte beaucoup de médecins; quelques-uns seulement spéciaux pour les bains. Le docteur Cooke, vieux praticien, me faisait ses doléances sur l'insouciance des baigneurs à se laisser diriger.

La saison s'ouvre en juillet pour finir en novembre. En 1871, je trouvai foule fin juillet; en 1878, fin juin, très peu de monde. En septembre, c'était le beau monde, les *races*, et autres passe-temps. Les prix s'élevaient notablement.

Climat. — Nous avons recours aux observations de Philipps, *Meteorological Tables*, 1853, sur l'air et sur la mer en plongeant le thermomètre à 6 pieds :

Moyenne annuelle. . .	Air 49,3 (9,5)	Mer 48,4 (9)
Juillet . . .	— 61,6 (16,4)	— 55.8 (13,25)
Août	— 59,8	— 56,75
Septembre . .	— 57,2	— 55
Maxim. juillet . . .	— 24°C. Max.	— 15° C.
Minim. février . . .	— 9°C.	
En 8 ans max. . . .	— 83 (28)	
Minim. . . .	— 20 (—6,6)	
Hygrom. été.	— 80-90 o/o	
Pluie annuelle. . . .	— 75 centimètres (1)	

La moyenne annuelle est de 3° de plus qu'à York et 2 de plus qu'à Londres.

Vents froids au printemps, assez bel automne. Vents d'Ouest d'octobre à mars qui tempèrent l'air et la mer. Pluies en octobre, 20 jours.

Géologie. —Particulièrement étudiée et très intéressante sur cette côte. Le musée, en rotonde au-dessous du G. Hôtel, doit être consulté en premier lieu. Les fossiles y abondent depuis les couches modernes, ossements de la caverne de Kirkdale, jusqu'aux échantillons noirs du lias. Jolis specimens de jais *yetwood*, de pyrites et d'hématite.

Les différents étages du jurassique y sont représentés par de bonnes coupes; nulle part ils ne sont aussi complets. Ce fut mon point de départ pour l'examen de la côte.

La plage du N. fait voir les argiles brunes de l'Oxford clay et les grès bigarrés à veines noires. Les rochers du château consistent en des masses de

(1) J'ajoute quelques-unes de mes observations 28 juin — 8 juillet 1878; P. 765-757. Moyenne 761. Temp. maxim. 22° minim. 13°,5 Différence des deux thermomètres 15-11, 21-15, 19-18. Jours beaux 5, pluies ou ondées 8.

Le 29 juin par vent N.-E. mer 12°, air 16; D. de l'eau 1026. Le 3 juillet, mer 22°, air 14.

Il y avait eu les jours précédents 32° à Londres et à York, constatés par moi.

grès jaunâtre coupées de fissures dans leurs strates; grès tendre, cependant employé pour les soubassements, où j'ai trouvé des bélemnites.

On lit sur la coupe Scarborough Castle, musée de Whitby : Oxford clay 150 p.; Kelloway rocks 90 et Cornbrash limestone 10.

Au Sud s'élève la masse d'*Oliver mount* dont le tour en voiture demande une heure. Du sommet, 490 p. (160 m.), la vue plonge au N. sur la ville, le château et les baies; à l'O. sur les collines boisées. Le long de la côte, les falaises blanches de Filey jusqu'à Flamborough's head. La forme de la montagne est allongée. Dans les carrières, le grès est disposé en tables horizontales dont les fissures sont pleines d'argile. Sa couleur jaune se dissimule parfois sous une croûte noire manganésienne *Tabular oolitie kills*. Le kellowaysandstone est utilisé dans les constructions.

White nab est plus rapproché du côté de la source minérale laquelle avait disparu au tremblement de terre 1737. Les Cliffs n'atteignent que 50 m.

En haut le diluvial clay coule sur la rive qu'elle couvre de boue et de cailloux. Les tables horizontales du grès (1) direction O. S. O.-E. N. E. coupées de fissures verticales, atteignent 1-2 m. d'épaisseur, certaines parties en saillie par usure. Des lignes noires ocreuses et ligniteuses forment un bariolage qui attire l'attention. Le fer se produit aussi sous la forme de nodules. J'y ai trouvé des poudingues durs

(1) Le grès de W. nab m'a donné : eau, 10 o/o; sable, 40; limon, 25; oxyde de fer, 20. Celui d'O. mount : eau, 5 ; sable, 35 ; limon, 50 ; Fe^2O^3, 2,5.
Le fer est abondant presque partout.

et des schistes argileux. Les argiles de Kelloway sont fortement colorées. La portion inférieure de Coraline oolithe est pleine de coquilles. En un mot, grande variété de roches.

A Cornelian bay, agates et jaspes.

Dans les environs de la ville se rencontrent des schistes et des grès charbonneux, et fougères fossiles.

Filey. — A 10 M. (16 kil.) de Scarborough; à 6 h. de Londres. Dans l'immense baie qui s'ouvre entre Filey brigg et Flamborough. De la pointe de F. brigg Scarborough paraît à gauche et Flamborough à droite.

Le cercle de collines d'une vingtaine de mètres est un faible abri; de plus, absence d'arbres.

Création peu ancienne; la ville vieille et la nouvelle sont séparées par un ravin ou vallon. L'hôtel Crescent a bonne apparence; pension 9-10 sh.

Plage. — Exposée à l'E. un peu au S. Le sable est en pente douce, uni et assez ferme pour les petites voitures à petits postillons comme à Scarborough; sur un parcours de 6 kil., c'est peut-être le plus beau sable de la côte.

Outre les cabines roulantes, l'établissement possède des bains froids, tièdes et chauds, des baignoires de marbre, etc.

Même intérêt pour le géologue : sur le rivage s'étalent des blocs de grès couverts d'algues; à surface ondulée et de couleur jaunâtre, argileux et tendre. Les tables de grès des falaises ont 1 m. à 1 m. 50 d'épaisseur. Au-dessus une alternance de grès et de calcaire coquillier fragmenté; c'est le *lower Calcareous grit* au-dessus de l'Oxford clay. En haut le diluvial clay, argile, sables, cailloux.

A F. brigg et à Castlerock, l'Oxford clay augmente de volume. A ce dernier point, le *Kelloway limestone* est véritablement ferrugineux.

A la pointe Gristhorpe existent des fougères fossiles. On y a trouvé le tombeau d'un roi breton (1).

Bridlington. — Dans les environs de Filey. La station est à 1 kil. de la plage. La pointe de Flamborough abrite du N.-E.

La ville au N. du Port est assez bien bâtie. L'hôtel Alexandra se présente bien.

Le quai de quelques centaines de mètres est disposé par étages où s'assoient les promeneurs, mais ce quai peu élevé est envahi par les vagues à marée haute.

La plage donnant au S.-E. est en pente douce. Sable fin, sans graviers ni limons; à marée basse, il permet la promenade en petites voitures. Il est composé de grains hyalins, jaunâtres, noirs; les grains noirs ferrugineux se dissolvent par les acides.

Dans l'établissement, la piscine a 16 m. sur 8. Bains chauds et bains d'air chaud.

Les collines autour de la baie ont peu d'élévation.

La course de Flamborough n'est pas sans intérêt; 45' de voiture le long des parcs. Au sommet du F. *light house*, j'ai trouvé des argiles cail-

(1) Le grès de Filey m'a fourni : eau, 10 o/o ; sable, 45 ; limon, 15 ; oxyde de fer, 15.

louteuses, jaunes et noirâtres, diluvial clay; au-dessous la craie blanche, plus dure en bas. Les assises inclinées Sud sont infléchies et creusées de cavités qui se voient en bateau. Silex disséminés sans ordre; quelques inocérames.

Whitby. — Au N. de Scarborough, 2 h. de chemin de fer. Cette route passe par la vallée de Pickering où coule la rivière Esk, vallée boisée et fleurie. Les collines de grès et sables jaunes s'abaissent vers la mer; là broutent les moutons à tête noire, *blackhead*.

La ville, 13-14.000 h., est partagée par la rivière avec un pont de communication. La vieille ville, sur East Cliffs, plus élevée, où se conservent les ruines saxonnes de l'abbaye de Hilda I, XIIe-XIIIe s., patron de la localité; les maisons à tuiles rouges ne manquent pas de cachet. W. Cliffs est la portion élégante, plus moderne, mais à rues étroites.

L'Esplanade, qui s'étend à plusieurs centaines de mètres, domine la mer de 30 à 40 m.; là sont les principaux hôtels. L'hôtel Royal où je suis descendu laissait peu à désirer; pension 10 sh. 6. Deux piers, l'un de 300 mètres.

Plage. — D'un kilom., prolongée par des sables au delà. Elle fait face au N. un peu E. et la pente moyenne ne dépasse pas 3 degrés. Sable fin, mêlé de cailloux limoneux à surface inégale. La mer recule à plus de 100 m., inconvénient pour le bain. Ajoutez que la descente à la plage est raide.

Les falaises laissent croûler des argiles d'un brun noirâtre; toujours le diluvial clay en haut. Des tables de grès peu consistant sont sillonnées de veines

brunes ondulées plus dures *sandstone above lias*.
Les auteurs indiquent :

upper lias	200 p.	60 m.
Middle	140 p.	42 m.
lower.	300 p.	90 m.
lower sandstone	500 p.	150 m. (1).

Saltburn. — Au N. de Whitby. Une partie de la ville est sur la hauteur; en bas coule une petite rivière. De l'autre côté du pont se trouvent les maisons de pêcheurs.

Dans la ville des baigneurs les hôtels et les maisons garnies. L'hôtel Zetland, pension 12 sh., tient le premier rang. J'ai passé quelques jours à Alexandra; le *dining room* donne sur une terrasse d'où se voit la mer; les salons sont très beaux et les chambres bonnes et confortables. Pension 10 sh., nous avions des plats chauds à déjeuner et la table d'hôte, le soir, était bien fournie; bon médoc à 3 sh.

De ce côté est l'Esplanade à une quarantaine de mètres d'élévation ; descente à la mer par une route ou par le *lift* .

Plage. — A gauche du Pier long de 1.500 p. (450 m.). Exposition N. 25° E. ; en pente douce. Beau sable en ligne droite, blanc, fin et ferme; les machines dans le genre de Scarborough.

(1) Le musée donne des coupes; il renferme : *head of gavial* du Gange; teleosorus Chapmani du lias supérieur;

Les fossiles du Calcaire liasique sont fortement noircis; ces couches sont imprégnées d'*ironstone* et d'hématite et de jais.

J'ai constaté dans l'argile 10 o/o d'eau et 13 de fer peroxydé. Le grès bariolé, très limoneux, contient beaucoup de fer et du manganèse, 5 o/o d'eau, et les grains noirs disparaissent pour l'acide Chl. dilué bouillant.

Le grès de Saltburn contenait 2 o/o d'eau, sable 60, limon 25, fer oxydé 10.

Durant ces quelques jours de la 1re quinzaine de juillet, la pression moyenne fut 758; la temp. moyenne 18,75; la plus grande différence entre les deux thermomètres sec et humide de 21-14; même nombre de jours beaux et pluvieux.

L'étude géologique des falaises continue d'être intéressante; à la pointe de *hunt cliff* j'ai vu de gros blocs roulés de grès, de schistes argileux et de calcaires durs; le grès argileux criblé d'ostréas, de pectens, de grosses bélemnites.

Les falaises, de plus en plus hautes et abruptes, se désagrègent constamment par la chute de masses argilo-sableuses. En bas des schistes ardoisés se fragmentent en polyèdres. Les strates se relèvent vers l'E. Le calcaire dur, esquilleux, contient des concrétions lourdes, ocreuses. C'est la région du *lower lias shale* de Philipps.

Aux environs *iron works* du trias de Stockton.

La route vers Redcar, en cotoyant la mer 4 M. (6 kil. 1/2), est toujours bordée de hautes falaises et l'épaisseur du lias augmente à partir du *Robin's head.* Là s'accumulent les ossements des icthyosaures, plésiosaures; les ammonites, les bélemnites, les avicules et les inocérames; les bois fossiles.

Je connais peu de côtes aussi fournies des restes du vieux monde jurassique.

Nous arrivons ainsi à la partie voisine de Redcar.

Redcar. — Petite ville très animée par les promeneurs, les ânes, les voitures, les marchands de comestibles et autres; ce concours bruyant me rappelait Margate.

Le principal hôtel, Coatham, est au centre. Le quai de plus d'un demi-kil. est entre les deux jetées d'où se voient la ville, la pointe de Saltburn et celle de Tynemouth à l'embouchure de la Tees.

Le plateau de l'Est a 150 m. de hauteur; au S.-O. s'alignent les *Clevelands hills*. Le vallon boisé des *pleasures grounds*, au bas duquel coule une rivière, offre une agréable promenade. La source ferrugineuse 9°,5 se rapproche de la moyenne du lieu.

Plage. — La partie principale se trouve entre les deux jetées; le quai s'élevant peu au-dessus d'elle.

Exposée N. N. E., sa pente est si faible qu'elle se découvre de 2-300 m. à marée basse. Le sable blanc et très fin vient s'amasser au bord; plus loin il devient assez ferme pour les ânes, chevaux et voitures.

Au delà de l'hôtel Coatham, le sable s'étend à perte de vue vers la Tees et les dunes mouvantes s'élèvent et se déplacent. Là, j'ai pu étudier les rides en courbe que forme le vent.

Au sein des dunes a été construit un bâtiment qui rappelle en petit celui de Berk. *Convalescent home* et annexe d'enfants; salles simples, proprement tenues. L'établissement, ouvert pendant 8 mois, reçoit environ 600 malades par saison d'un mois. Entretien gratuit par les souscriptions, 1500 L. Service hospitalier des sœurs *of the good samaritain*. La surveillante fut très affable.

Une demi-heure de marche me porta aux forges de Brotton à travers des ravins boisés; d'en haut apparaissaient les hauts-fourneaux. Ils sont alimentés par le charbon de Durham, 11 sh., la tonne.

Les mines à 36 toises de fond renfermeut des roches ferrugineuses, *ironstones, dark brown ferrug rocks* d'où se tirent des matériaux pour les forges de Northumberland.

Les plages de la région de Newcastle ne nous arrêteront pas ; elles sont assez bonnes, mais trop envahies par la fumée ; nous sommes en plein carbonifère.

Citons : *Tynemouth*, 50.000 h. et *Southshield*, 80.000, sans oublier l'immense pont de la Tyne et les ruines romaines de la contrée.

BAINS DE LA COTE OUEST ET DU PAYS DE GALLES.

Southport. — Une demi-heure de Liverpool, voie ferrée.

Ville de 45.000 h., bien percée de larges voies. Grands hôtels très fréquentés par les touristes, parcs soignés et jardins d'hiver ; jardin botanique peuplé d'essences méridionales. L'abri permet à cette belle végétation de prospérer. Les collines sont sableuses. A signaler un établissement hydrothérapique et une maison de convalescence importante.

Le Pier s'avance dans la mer trop éloignée du centre.

Blackport. — 25.000 h., sur la mer d'Irlande, région des lacs. Climat doux comme le précédent.

Sur la plage deux jetées ; le sable est bon ; mais à marée basse, il se découvre d'un demi-mille (800 m.).

Man. — La traversée de Liverpool à Douglas demande 3 à 6 h., suivant le temps; plus courte par Barrow. Steamers arrivant d'Écosse et d'Irlande, correspondant avec les chemins de fer de l'île.

Les montagnes atteignent jusqu'à 2.000 p. (600 m.). Terrains siluriens et tertiaires. Le climat est doux, humide, très égal; temp. moyenne de 10°, hiver 5°.

L'histoire est pleine de légendes des anciens rois bretons dont les tombes existent encore W. Scott a puisé ici les éléments de son roman *Peveril du Pic*. Les druides ont laissé les ruines de leurs temples comme nous l'avons dit à propos de Stonehenge, dans une autre brochure où nous avons fait ressortir la différence avec Carnac. Le musée est riche d'antiquités et de minéraux.

Comment s'étonner des 20.000 touristes qui passent à Douglas la Capitale?

L'aspect de cette ville est saisissant par la ligne de feu qui illumine les rochers, quand le bateau entre, la nuit, dans la baie.

La vieille ville a des rues étroites et des maisons anciennes; mais dans la partie moderne les hôtels et les villas ne manquent pas de luxe. Ajoutez les salles de fêtes et de concerts.

La plage est bonne et les cabines se tiennent près de *Ironpier. Swimming Bath.*

Le pays de Galles est une région à part de l'Ouest entre le canal de Bristol et la mer d'Irlande. Il est séparé de l'Angleterre par les comtés de Chester, de Salop, de Mommouth, d'Hereford, lesquels, autrefois, faisaient partie de la principauté.

Pays montagneux (le Snowdon atteint 3.000 p.), embelli par ses lacs et par les vallées de Wye et de Neath bien connues des touristes qui vont aussi visiter les ruines druidiques.

Dans les comtés voisins de l'Angleterre, le grès du trias se présente en masse, *newred Sandstone*, et également au S.-E. Au S., le carbonifère. A l'O., les schistes siluriens et cambriens de Murchison et Sedwick.

Les couches anciennes auraient, disent les géologues, jusqu'à 15.000 m. de puissance; le vieux grès rouge 3.000; le carbonifère 2.500.

Le pays de Galles a ses bains de mer du N., du S. et de l'O.

Llandudno. — Station principale où j'ai vu beaucoup de monde en septembre. A 6 ou 7 h. de Londres, sur la route de la malle d'Irlande, communiquant aisément avec Liverpool et Manchester.

La contrée est pittoresque, peu boisée; j'ai vu des masses de grès rouge entre Chester et Conway. Cette dernière ville a conservé ses vieux murs d'enceinte et les ruines d'un château féodal.

Llandudno est à l'extrémité d'un promontoire; du *Light House* s'aperçoit Anglesey. La pointe carbonifère de *Orme's Head* est un abri incomplet, le vent N. se glissant entre deux chaînes.

La ville, assez nouvelle, a été bâtie pour les étrangers.

Les hôtels Adelphi, S. George, Impérial ont une mine engageante.

Plage. — Sur la jetée est le pavillon pour concerts.

La plage décrit un segment de cercle d'un kilom. Le sable fin contient peu de cailloux ; cabines nombreuses. *Swimming bath* et maison d'hydrothérapie.

Calwin bay, tout auprès, n'a pas d'importance.

Mentionnons les bains voisins :

Rhyl, à l'embouchure de la Clywd ; belle vue de montagnes ; ressources d'hôtels ; sable ferme où jouent les enfants ; hydrothérapie.

Abergelé. — Bon sable.

Penmaenmawr, dont le rocher de 500 m. porte le nom. C'est une station assez nouvelle, les villas couronnent les hauteurs.

Aux environs, *Druid's Circle*. Bonne plage de sable.

Plus loin vers Anglesey :

Bangor et Beaumaris. — Bains plus anciens, mais dont les plages sont remplies de galets et de varechs. Environs intéressants : ruines de Beaumaris Castle et de Caernavon Castle, ces dernières imposantes, Penrhynarms où j'ai trouvé un des plus charmants hôtels d'Angleterre. Dans le parc fleurissent des plantes méridionales.

Le géologue visitera avec fruit les grandes ardoisières exploitées par des milliers d'ouvriers. Les immenses feuillets dressés à pic sont d'un effet merveilleux. Quelque analogie avec les ardoisières d'Angers moins grandioses.

Le détroit de Menai bridge (pont célèbre) est entouré d'une splendide végétation entretenue par l'eau qui coule des schistes. Partout prairies et bois, entre autres la grande forêt de Beaumaris longeant le détroit.

Le 4 septembre, l'air à 20°, l'eau de mer s'élevait à 18; D. 1020,

Passant à l'O., c'est la baie de Cardigan partie plus loin des communications. Là encore les grandes ardoisières de Tremadoc.

Barmouth. — A 220 M. (355 kilom.) de Londres, jouit d'une certaine réputation. Vieille ville où l'on monte dans les rues étroites par des escaliers, elle compte, dans la partie moderne, assez d'hôtels. Le *Panorama walk* est bien placé.

B. a mérité le nom de *Winter place* à cause de l'abri formé par la pointe N. O. et de sa richesse en myrtes, fuchsias et aloès.

Les sables de la plage trop mobiles forment des dunes.

Aberystwitch. — *Winter place* de Clark.

Parmi les bains du Sud, la première place revient à Tenby, le pendant de Llandudno. Nous laissons de côté *Lanstephen* et *Ferryside*, deux petites plages de sable de la baie de Carmarthen.

Tenby. — A 260 M. (418 kil.) de la capitale, embranchement G. Western, à quelques milles de Pembroke. La vaste baie de Milford offre un bon port aux navires d'Irlande partant de Waterford. J'ai pu constater combien la traversée est longue et pénible par grosse mer.

Tenby est sur un promontoire couronné par les ruines du vieux château, d'où se découvrent les côtes de Devon et de Sommerset.

La ville est bien bâtie, entourée de vieux remparts. Plusieurs grands hôtels dont le Royal.

Elle est abritée par le promontoire de l'Est et par les rochers du Nord qui n'ont pas plus de 20 m. de haut. Climat assez doux. Le 25 septembre je constatais encore une affluence de baigneurs.

La plage, où ne débouche aucune rivière, se divise en deux : le côté Est, petit demi-cercle au pied de la ville ; le côté Sud rectiligne mieux abrité par les rochers N., sable quartzeux fin et cabines en nombre.

Les rochers se composent de calcaire carbonifère noir, dur, à strates inclinées.

Plusieurs châteaux aux environs de Pembroke attirent les voyageurs. Il y eut anciennement une colonie flamande.

Sandersfoot. — Petite plage voisine.

Les Mumbles. — A 5 ou 6 M. de Swansea où l'on s'est réfugié en fuyant la fumée des usines. Le sable se rencontre dans la petite baie de *Carswell*. Air vif et pur.

Dans la presqu'île sauvage de Gower, entre les baies de Carmarthen et de Swansea, j'ai entendu parler le flamand. Les rochers y sont beaux (calcaire carbonifère) et la mer forte.

II. — BAINS D'ECOSSE

Leur nombre ne répond pas à l'étendue des côtes. Ils sont inférieurs à ceux d'Angleterre au point de vue des plages et de l'installation, infériorité que compensent la grandeur et la beauté des sites.

Portobello. — A 3 M. (4,8 kilom.) de la capitale Edimbourg. N. B. railway; tramway électrique que j'ai vu fonctionner trente ans passés. C'est un faubourg de la grande ville où de grandes rues commerçantes offrent toute sorte de ressources. Les maisons meublées n'y font pas défaut ; toutefois les hôtels d'Edimbourg sont si voisins, le parcours si rapide et si bon marché que le baigneur peut s'en passer, ce qui nuit à la station balnéaire.

Plage. — Divisée par le Pier, elle a près d'un mille de développement. Exposition N. E.; pente de 5 à 6 degrés au bord, ensuite plus faible. Le sable, assez bon le long du quai, se mêle plus loin de gravier et de limon qui trouble l'eau et redevient plus fin et plus ferme au point que j'ai assisté aux évolutions des cavaliers, par parenthèse, très beaux hommes.

Une heure de voiture conduit au port de Leith à l'embouchure de la rivière. Deux jetées d'environ un kilom., des docks et de grands steamers partant pour la Norvège et l'Islande en révèlent l'importance.

N. Berwick. — A l'entrée de l'Écosse sur la grande route venant de Londres ; 1 h^re de chemin de fer pour Edimbourg, la station près la plage.

Ville ancienne, bâtie en briques. Le pont de la Tweed n'a pas loin d'un kilom. Du sommet de *Bass Rock*, grande masse trappéenne, se déroule un superbe panorama : golfe du Forth, mont d'*Arthur Seat*, jusqu'aux Grampians.

L'air est vif sur cette pointe qui s'avance dans la mer du Nord et les chaleurs de l'été tempérées.

La ville des baigneurs est traversée par un boulevard planté d'arbres; les maisons de logement, de bonne apparence, jouissent de jardins bordant la mer, d'où l'étranger peut contempler le vol des mouettes (*Seafowls*) qui animent le Bass Rock.

La plage en segment de cercle, depuis le port à droite jusqu'aux maisons à gauche, regarde N. N. E. et laisse voir, à marée basse, des îles de rochers schisteux. La pente est trop faible. Le sable est peu limoneux, blanc ou blanc rosé.

Les dames ont leur côté à part et gardent la clef de leurs cabines.

Le géologue trouvera de belles roches trappéennes et des schistes cristallins; c'est la jonction du carbonifère et du silurien (1).

S. Andrew (Fife), assez négligé en tant que plage marine, en plein Est vers la mer du Nord, est un lieu de villégiature, *Healthy Place*; d'un aspect

(1) Le sable de Portobello ne faisait point effervescence par les acides; il se composait de grains quartzeux hyalins, de grains feldspathiques ternes, de grains noirs ferrugineux lesquels, écrasés, se changeaient en un limon ocreux.

Le sable de N. Berwick était formé de grains quartzeux, de grains feldspathiques opaques blancs ou jaunes et de grains noirs ocreux, quelques-uns calcaires faisaient effervescence par Chl. H.

Les schistes de N. Berwick, gris rougeâtre, durs, fondaient en émail brun ou chalumeau. La poudre non effervescente par Chl. H. laissait un limon ocreux et un résidu quartzeux.

triste par ses maisons d'architecture écossaise. Il a son université et ses antiquités.

Dans le comté voisin de Perth se présente une bande importante de *Old red sandstone* séparée de celle de Morray Firth par les masses cristallines des Grampians. Nous allons retrouver ce grès à Nairn.

Nairn. — De notoriété assez récente, aujourd'hui la principale station de l'Écosse. Elle a mérité le nom de

North Brighton. — Il y a plus de vingt ans, sur la recommandation du Dr Murchison (de Londres) et du Dr G. Stewart (d'Edimbourg), je jugeai bon d'y faire une petite saison et je pris mes quartiers à l'hôtel de la marine bien placé pour le bain; pension 3 L. 6 D. *per week.*

Petite ville de 5.000 h. presqu'au N. de l'Écosse, au fond du golfe de Morray. Une éminence voisine permet de découvrir Caithness et Land's end, *Finisterrœ*, tandis qu'à l'O. apparaissent les rideaux de hautes montagnes sombres ; il y a de quoi saisir l'imagination.

Climat. — Lat. entre 57e et 58° degré, alt. nulle. Les observations de 1871 à 1875 indiquent : P. moyenne 30 pouces, T. moyenne 47° (8,5), plein été jusqu'à 18 ; plein hiver 34 (1°); pluie 26 p. (0,66); nombre de jours de pluie 186; le brouillard par vent O. appelé *Scotch Mist*; gelée rare.

Rappelons que l'eau dormante ne gèle pas aux îles Féroé, que le hêtre croît jusqu'au 60e. J'ai vu couper le foin le 20 juillet. La partie de l'E. était couverte de légumes et de céréales; les orges et les avoines vont plus haut.

D'après les renseignements du Dr Gregor, la saison dure quatre mois, juin à octobre. Qui croirait, *a priori*, qu'elle puisse être aussi longue à une pareille latitude (1).

Sol. – La rivière Nairn apporte quelques cailloux granitiques étrangers au terrain ; elle vient des *falls of Foyers*.

Les dunes du rivage sont semées de graminées, de liserons bleus, de marguerites jaunes. La terre est partout sableuse, poussiéreuse. L'humus est un mélange de sable et de terreau noirâtre provenant des gazons et petites plantes ; ce qui explique l'abondance et la qualité de certains légumes. Au-dessous est le vieux grès rouge qui s'étend au loin vers le Nord.

Les carrières de l'E. et de l'O. seront visitées avec fruit : Le grès, en tables horizontales de un mètre et plus d'épaisseur souvent dérangées de leur position, est d'un blanc rougeâtre plus ou moins foncé. Des couches d'argile rouges, brunes, vertes, s'y mêlent. Le grès argileux est criblé d'empreintes en général ovalaires, quelquefois rondes ou triangulaires, remplies d'argile verte ou brune. Roche variable de consistante, tantôt molle et formant, par les pluies, une boue rougeâtre qui trouble les eaux de ruissellement et la rivière, tantôt dure et à grains fins dont il est possible de tirer des pierres de construc-

(1) Rappellerais-je quelques observations du 22-29 juillet : P. 771-756°, T. 21-14°, R. des deux thermom., 21-16° ; 2 jours beaux, 6 à ondées. Un peu après le temps se mit au beau et au sec d'où l'inconvénient de la poussière. T. de la mer 16°.

tion, même tumulaires. La rivière charrie des galets de ce grès jaunes ou rouges mêlés à ceux de granit et de quartz blanc.

Plage. — En face l'hôtel Marine, exposition N., mesure près d'un kilom. Pente d'abord de 8-10 degrés, s'adoucissant de 6 à 3, ce qui fait que la marée basse laisse un découvert considérable. En haut, c'est une ligne de galets; plus bas, du sable un peu mouvant, mêlé d'algues; plus bas encore il devient régulier et ferme et quelques rochers de grès apparaissent. Bien que ce ne soit pas une plage type, j'ai constaté, par expérience, que le bain s'y prenait facilement.

Cette plage continue vers Saint-Georges et il en existe une autre au delà du Pier, d'environ 2 kilom. dont le sable micacé est uni et ferme : Elle est trop loin du centre.

Dans l'établissement à toiture vitrée est le *Swimming bath* de 25 mètres de côté et profond de 6 p. (1 m. 80). Prix 6 D.

Belles excursions à faire dans le N. de l'Écosse. Les plus proches sont *Cawdor Castle* où Macbeth assassina Duncan; *Tantalon Castle*, champ de bataille de Culloden, etc.; Wyck et Thurso en face des îles Orkney, Strathpeffer.

Pour aller au *Loch Maree*, 1 h. de chemin de fer et 3 h. de Coach. Bon hôtel.

Cette tournée, qui demande au moins trois jours si l'on prend le bateau de Gairloch pour aller voir les énormes prismes basaltiques de l'île de Skye, m'a laissé un de mes souvenirs de voyage les plus impressionnants. C'est le paysage imposant et sauvage de l'extrême N. avec ses masses granitiques et basaltiques; ses tourbières, ses rennes, ses grauses, ses moutons, *black faces*, ses vaches blanches et noires à cornes courtes.

Oban. — Douze heures de bateau par le Calédonian Canal mènent à Oban avec un arrêt trop court pour la cascade de Foyers. On passe au pied du *Ben Nevis* et dans la vallée sauvage de *Glencoe.*

La rade demi-circulaire est d'un effet saisissant, surmontée par l'Esplanade. Les hôtels G. Western, Alexandra, etc., sont chers dans la saison des touristes; de nombreuses villas font ceinture sur les hauteurs ajoutant à la beauté du panorama.

Le brouillard vient souvent contrarier les visiteurs.

D'Oban, pris pour centre, les excursions sont très belles : outre Glencoe et l'ascension du Ben Nevis, on peut aller au *loch Awe* en coach, par Dalmally, paysage qui rappelle Killarney. La traversée de Staffa 8 h. par mer calme est classique.

Le 15 juillet à Staffa, j'ai noté 15° pour l'eau de mer.

Les plages écossaises de l'O. sont médiocres et peu importantes. L'affluence est due aux touristes qui descendent la Clyde pour visiter les vieux châteaux, les îles de Bute, d'Arran et autres. En plein été, les steamers se suivent et se croisent en tous sens; mouvement qui ne peut se concevoir qu'en y ayant participé. Bons steamers où le prix des repas est raisonnable. Ajoutons que la foule est encore attirée par le voisinage des lacs.

Si vous prenez la voie ferrée de Glascow, puis le

bateau de Greenock, vous passez sous le château de Dunbarton perché sur un roc de 500 p. rappelant le souvenir de Wallace et de Marie Stuart, puis l'abbaye de Paithley.

Parmi les plages :

Helensburg. — Assez coquet.

Dunoon. — Château en ruines.

Wemysbay. — Bonne plage et nombreuses ressources.

Largs. — En face Bute, trop de graviers mêlés au sable Kelburn castle.

Rothesay. — Dont nous avons parlé ailleurs, mentionnant la douceur de l'hiver, 5 à 6°, et la fréquence des pluies, les châtaigniers, chênes verts, lauriers en allées, lauriers roses, etc.

Grand quai en demi-cercle, promenade de l'esplanade bordée d'hôtels, Bute, Arms, Queen's, etc. Parc ombragé. Ruines du château normand vainement assiégé par Cromwell.

Malheureusement la plage n'est pas engageante.

Ardrossan. — En face d'Arran, a une belle jetée de 900 p. (275 m.).

Arran. — A l'embouchure de la Clyde. Chère aux touristes par ses montagnes, aux géologues par la variété de ses roches : granit, schistes tégulaires, calcaire carbonifère, vieux grès rouge, basaltes, etc.

III. — BAINS D'IRLANDE

Un mot des traits généraux du climat et du sol.

L'île s'étend au-dessous du 52ᵉ jusqu'au-dessus du 55ᵉ (4 degrés en latitude), le nord étant au niveau du sud de l'Écosse; sa côte ouest atteint le 10ᵉ longit. (méridien de Londres) ; c'est donc la plus avancée, dans l'Atlantique, des côtes de l'Europe.

N'oublions pas que la grande île a, comme l'Angleterre, une côte articulée et creusée de baies profondes, Dingle Galway, Donegal; que les lacs *Loug Neagh*, *Erne*, sont de grande étendue ; que le Shannon et le Barrow sont de vrais fleuves; que les tourbières et les marais y sont partout; de façon que les surfaces aqueuses prennent un bon tiers du sol.

Ce sont là les conditions d'un climat marin, encore plus déterminées qu'en Angleterre; climat tempéré, singulièrement adouci par les vapeurs du Gulfstream et la fréquence des vents S.-O., 225/1.000. Climat essentiellement humide (hauteur de pluie plus d'un mètre côté O.) d'où la végétation luxuriante des prairies et des bois, même sur les rivages.

Il résulte de ceci une tendance à l'équilibre des saisons, hivers plus doux, étés plus frais :

Hiver : Dublin, 4 à 5° — Londres, 3°
Eté : Dublin, 15° — Londres, 17°
Hiver : Belfast, 4 à 5°
— au sud, 6 à 8°

D'où les stations d'hiver.

Les terrains anciens constituent les masses principales : schistes siluriens et cambriens, vieux grès rouge au S.-O.; calcaire carbonifère occupant le centre; roches métamorphiques N.-O.; basaltes N.-E.; quelques bandes granitiques, tourbières, etc. (1).

Nous commençons par les bains des environs de Dublin, dont le voisinage de la grande ville facilite l'accès. Le dimanche et les jours de fêtes les trains sont encombrés par une foule bruyante, assez désagréable dans ses manifestations joyeuses.

Les stations marines sont situées des deux côtés de la baie. La partie N. est couverte d'une belle végétation : ce sont de grands parcs, de gros arbres, des haies touffues comme on n'en voit qu'en Irlande; des myrtes et des lauriers. Le terrain appartient au calcaire carbonifère d'où se tire une pierre estimée. Il y a des minerais de plomb, d'étain, de cuivre, etc.

La partie S. de la baie est d'un aspect moins frais par la rareté des arbres. Le granite et le porphyre apparaissent sous forme de bandes.

Howth et **Malahide** sont au N.

Howth, sur le promontoire qui ferme la baie, jouit d'une belle vue sur *Ireland's eye*. La plage vers le N. possède deux belles jetées de 2.500 p. (760 m.); du reste trop caillouteuse.

Malahide a son Grand Hôtel Royal et une plage du même genre.

Kingstown. — Au S. a son Grand Hôtel Marine, le pendant du Royal de Malahide et son immense jetée de 5.000 p. (1.500 m.), la plus longue,

(1) Collection de minéraux : *Industrial Museum* de Dublin.

je crois, du royaume; mais les baigneurs y trouvent l'inconvénient d'un grand port où viennent débarquer les steamers de toute origine. Je ne connais pas de spectacle plus saisissant, dans les ports anglais, que les lumières du phare de Howth et du port de Kingstown, quand on arrive de nuit, par le bateau d'Holyhead.

Je ne fais que mentionner *Dalkey*, aux montagnes granitiques qui bordent la mer.

Bray. — A 12 M. de Dublin (19 kil.) est la vraie plage; il a mérité le nom de *Brighton of Ireland.* Grands Hôtels Royal, International, Marine, villas élégantes; concerts militaires, régates.

La plage regarde l'E.; en droite ligne elle est bordée d'une promenade gazonnée dans le genre de Dieppe. Il y a des galets et du sable.

Des rochers à pic surplombent la route de Wicklow.

Enniskery sur la hauteur est recherché pour la pureté de l'air.

La proximité de Dublin est un avantage précieux pour ces stations.

Rostrevor et Warrenpoint, toujours côté E., ne sont pas en pleine mer, pas plus que Bangor et Beaumaris. Galets et fucus.

En faisant le tour de l'île, nous passons aux bains du N. alimentés par la clientèle de Belfast et de L. Derry, deux centres commerciaux importants.

Les environs de Belfast, quand on longe la rivière, sont boisés et très animés par une circulation incessante.

Holywood. — En rivière, est un peu caché par la

chaussée du chemin de fer; ce n'est pas tout à fait de l'eau de mer.

Bangor est à l'embouchure. Ses schistes siluriens à vives arêtes ne rendent pas la balnéation facile. Des parties élevées se voit la terre d'Écosse. Château en ruines.

Ces deux localités sont plutôt des endroits de plaisance très courus le dimanche.

Peu de chose à dire des petits bains de *Cushendall* et *Glenarm* sur la côte d'Antrim.

Portrush. — A l'extrémité N., sur un promontoire, en face l'Écosse et dont les maisons blanches se voient de loin; entouré de blocs trappéens noirs et poreux, dans le district de la célèbre chaussée des géants, jouit d'un climat frais et tonique. Des vents de mer très violents soulèvent les vagues qui vont se briser sur les roches trappéennes des *skerries*. Aussi la saison finit-elle au commencement de septembre.

Je me suis trouvé très bien à l'hôtel de Portrush et en bonne compagnie de touristes. En ce moment la mer était démontée.

La plage de l'E. est la plus vaste, 2 M. et la plus ouverte au N.; bordée par les *white rocks* où la craie est excavée, fendillée et pleine de silex. Le sable est doux et ferme; toutefois il s'amoncelle en dunes saillantes. La petite plage de l'Ouest est mieux abritée.

Portsteward. — A 2 ou 3 M. de Portrush, est mieux abrité et possède une bonne plage de sable.

Larne, plus loin.

Toute cette région est en progrès, le séjour est

recommandé aux anémiques et aux lymphatiques. Il est fâcheux que les bourrasques soient aussi violentes.

On se baigne aussi dans le grand *loug Neagh* près Belfast.

La côte O. est sauvage, dénudée, battue par la tempête.

Bundoran. — Plus connu depuis le chemin de fer d'Enniskillen. Dans la baie de Donegal, non loin du *loug Erne* et de Ballishannon, entouré de prairies maigres où coule la rivière du lac Melvin aux eaux couleur chocolat qui ont lavé les schistes. Les rochers peu élevés mais abrupts se continuent dans la mer; les baigneurs y marchent sur une pente de 15 degrés.

Le sable est assez fin dans les criques.

Quoique dans la baie Bundoran reçoit des vents d'O. d'une violence inouïe. Je me rappelle avoir été obligé de me coucher dans un fossé, à l'exemple des paysans, pour éviter d'être emporté. Alors j'ai compris que les arbres n'y pouvaient pousser.

L'installation a fait quelques progrès. La saison dure jusqu'à mi-septembre.

Mêmes conditions sur les rocs calcaires de Clare; mêmes vents impétueux.

Kilkee. — En amphithéâtre a de bons hôtels et de jolies villas peuplés par la clientèle de Limerick. Le sable de la plage est fin.

Kilrush. — Encore plus rapproché à l'embouchure du Shannon dont les bords sont grandioses.

Milton Malbey. — Falaises abruptes.

On va voir *Round tower* de *Kilkee's Caves.*

Nous terminons par le Sud ;

Queenstown. — Baie de Cork, est une ville d'hiver dont nous avons parlé dans une publication récente; abandonné comme plage à cause du mouvement du port.

On se baigne un peu aux alentours.

Tramore. — A 20 M. de Waterford par la voie ferrée est bordé de rocs calcaires noirs siluriens en un pays nu.

La plage E. s'étend à 2 M. avec un beau sable en pente douce; le bain des dames est garanti par un mur. Les vents sont encore d'une certaine violence. J'y ai vu des baigneurs le 25 septembre.

Dunmore. — Il m'a été dit qu'on y pratiquait autrefois le bain de sable.

Merlin's Cave est un lieu d'excursion recommandé.

CONCLUSIONS

Les Anglais ont inauguré la médication marine.

La nature et l'art humain ont contribué au développement et à la prospérité de ce mode de traitement.

La nature a créé l'étendue et la configuration des côtes, les falaises sableuses qui ont alimenté les vastes plages; le climat marin qui favorise la balnéation et la prolonge, le climat méridional des côtes S. qui favorise la cure d'automne et même d'hiver.

L'industrie humaine a bâti les grandes villes maritimes, les hôtels grandioses et les innombrables cottages; les digues et les chaussées du bord de la mer, les jetées hardies lancées au loin et battues par les vagues, où des milliers de baigneurs respirent, à pleins poumons, l'air pur et sans souillures.

De plus, l'industrie a créé de grands établissements pour bains froids et chauds; de vastes piscines de natation, *swimming baths*. On lui doit aussi l'installation des cabines roulantes, *bathing machines*, répandues à profusion sur les plages.

Un caractère assez commun de ces stations anglaises, c'est leur division en partie basse longeant le rivage et partie haute plus fraîche et plus ventilée. En bas les esplanades, en haut les terrasses.

Le pays, tantôt très riant par ses prairies et ses bois touchant à la mer, tantôt imposant par ses roches calcaires ou trappéennes, offre aux amis de la nature des buts d'excursions attrayantes et instructives. Beaucoup de vieux châteaux à visiter, lesquels gardent le souvenir des grands drames de l'histoire d'Angleterre. Pays que l'étranger ne visite pas assez.

L'ordre géographique nous a paru le plus simple : bains de mer d'Angleterre, d'Écosse et d'Irlande.

Les premiers sont les plus nombreux, les mieux installés, les plus à portée de la grande ville. Là sont les villes maritimes les plus populeuses, Brighton en tête; les grands hôtels et les ressources. Beaucoup de belles et bonnes plages : au premier rang, celles de l'E. et particulièrement de la côte d'York où les sables couvrent une immense étendue, si fermes qu'on s'y promène à cheval et en voiture. Scarborough est, à mon avis, supérieur à Brighton.

Quelques plages anglaises laissent à désirer: par exemple, celles de Wight qui n'a de très bien que Sandown; celles de l'O., à l'exception de Llandudno et Tenby dans le pays de Galles, la première surtout, plage type.

Les plages d'Écosse et d'Irlande sont, en général, inférieures aux précédentes sous le rapport du nombre, de l'installation et de la qualité des sables. En Écosse, Nairn est la plus fréquentée et la meilleure. En Irlande, Bray et Portrush sont les plus favorisées.

Ces bains sont loin du grand centre, Londres, mais souvent à la proximité de villes importantes; voir Édimbourg, Glascow, Dublin, Belfast, Derry, Limerik, Cork, etc. Du reste, il suffit de regarder la carte du Royaume-Uni pour voir que la plupart des grandes villes ne sont pas très distantes de la mer.

Nombre de plages défectueuses au S.-O. de l'Angleterre, à l'O. de l'Écosse et de l'Irlande, présentent, en compensation, l'attrait de paysages imposants et pittoresques d'un genre différent de la Suisse et des Alpes.

PARALLÈLE

Rien de plus délicat, voire même de plus malaisé, que de tracer un parallèle exact entre les stations balnéaires soit du même pays, soit de pays différents. Ce genre d'exercice demande une connaissance complète des termes de comparaison, une certaine puissance de généralisation et, avant tout, l'absence d'idée préconçue et l'indépendance de l'esprit.

Nous avons signalé la marche en avant de l'Angleterre dans la balnéation marine, rappelant l'initiative de Russel, Buchan, Clark, etc. (1).

Nous avons vu combien l'hydrothérapie convient au tempérament et au climat anglais. Floyer, Currie et Cullen mirent l'eau froide en honneur.

Au XVIIIe siècle, il y avait déjà une soixantaine de bains de mer, parmi lesquels Margate, Ramsgate, Brighton.

Sur les côtes hollandaises et allemandes, Doberan, 1794, époque où Vogel publiait un traité des bains de mer; puis Norderney, 1797, Schweningen, 1818.

Buchan s'étonnait que la France n'ait pas utilisé ses belles côtes.

Dieppe apparaît au commencement du XIXe. Le Français en 1812, Mourgué en 1825 le font connaître. Vient après l'étude très sérieuse de Gaudet, 1836 et 1844. La visite de la duchesse de Berry y attira la clientèle de la cour.

(1) RUSSEL, *The use of sea water*, 1753 : *De usu aquæ marinæ in morbis glandularum.*

BUCHAN, *Practical observations concerning the sea bathing*, 1804-1812.

Trouville vint après; j'y ai vu beaucoup de monde, il y a cinquante ans, sous l'inspection de mon ami Roccas. L'animation me parut bien plus grande du temps de Dutrouleau.

Cependant les bains de la Gironde prospéraient, Royan et Pontaillac en tête. Biarritz, sous l'Empire, attirait le monde aristocratique.

Pendant la seconde moitié du siècle dernier, ces sortes de bains s'organisaient en Italie et en Espagne. J'ai constaté à différentes époques la prospérité croissante de Viareggio, du Lido de Venise, de Castellamare; de Saint-Sébastien, Santander, Barcelone, Cadix. Les bains du N. de l'Allemagne ont pris dans ces derniers temps une grande importance.

Ici nous appellerons l'attention sur la création si intéressante des hôpitaux marins. Margate ouvrit le sien dès 1791. Il a été question de ces établissements à propos des diverses stations. Rappelons les vastes édifices de Scarborough, Redcar, de la rivière de Southampton sans oublier le petit hôpital *for consomption* de Ventnor, si propre et si coquet. Beaucoup de ces hospices ou maisons de convalescence sont entretenus par souscription et offrent, pour un prix doux, le confortable d'un bon hôtel.

En France, Berck existe depuis 1860, vaste construction pour 600 enfants scrofuleux; à côté, l'hôpital Rothschild. Le point défectueux est le sable envahissant. Les enfants se font au climat d'hiver.

Penbron, sur la côte bretonne, a donné de bons résultats. Une fois l'élan donné, il s'est créé d'autres hospices, tels que le petit établissement Dollfus à Cannes, où j'ai vu les enfants à l'eau en janvier;

de même au Moulleau agrandi par les efforts du Dr Armaingaud.

Dans la mer du Nord, ils se multiplient après Norderney et Schweningen. Plusieurs se sont construits en Russie et en Scandinavie.

L'Autriche possède Grado. C'est en Italie que j'en ai vu le plus grand nombre; début à Viareggio où Barellaï fit ses essais en 1856; vingt ans après, 300 enfants y trouvaient asile. Bocca d'Arno, près Pise, a deux sections pour 200 malades des deux sexes ; ensablement comme à Berck. L'établissement du Lido recevait aussi 300 enfants il y a vingt-cinq ans. A citer encore Rimini, Ancône, etc. Quant aux maisons hospitalières du golfe, telles que Voltri, Sestri, je les ai trouvées inférieures aux précédentes.

Parlerai-je du grand hôpital Pio Monte d'Ischia, qui comptait trois cents ans quand il fut détruit en 1883 par le tremblement de terre si funeste à Casamicciola. Je l'ai vu en 1852, encore après la catastrophe, encore après la reconstruction en pavillons isolés abritant 300 malades. A Ischia même, l'hôpital militaire, ancien palais, est très élégant.

Au bel établissement militaire de Southampton, nous pouvons opposer celui de Cherbourg, belle et vaste construction pour 600 malades.

Pour établir le parallèle, nous prendrons comme base principale l'exposition des plages.

Plages E. et N.-E. — La côte, depuis Margate jusqu'à Nairn, nous a présenté des stations de premier ordre au point de vue de l'installation et du concours des baigneurs, — Scarborough en tête ; — c'est un climat frais l'été, plus frais sur la côte d'York qu'au nord de l'Écosse. Même fait pour la température de la mer 14-15°; à Nairn 15-16°. J'ai vu, en juillet, à Scarborough, à la suite d'un vent d'E. violent et soutenu, mon thermomètre descendre à 12-13°. Fait assez bizarre, c'est le chiffre que j'ai relevé en janvier, dans l'eau de mer de la Corniche.

En Scandinavie, sur le rivage opposé, le climat est plus doux, plus égal, et la mer est de 15-16° en plein été; ce que j'ai vérifié à Lysekill, à Marstrand, à Christiania, villes de bains bien aménagées, où la société était très agréable.

Nous avons fait voir de quelle façon les falaises jurassiques d'York et le grès de Nairn alimentaient les belles nappes de sable longuement échelonnées à perte de vue.

Port Rush, à l'extrême N. de l'Irlande, est balayé par des vents frais et toniques et par les grandes lames de l'Océan.

Les côtes de France vers Boulogne et Calais, celles des Pays-Bas et de l'Allemagne possèdent des villes maritimes de premier ordre, telles que Boulogne à demi anglaise, Ostende avec sa digue et son kursaal, Schweningen uni à La Haye par la longue allée d'Oude Weg; Norderney, Heligoland, Borkum en grand progrès.

Ici nous retrouvons les grandes nappes de sable qui proviennent en partie du charriage des grands fleuves, les vents frais du N. et la vague puissante.

Quant au degré thermométrique, je me trouve un peu en désaccord avec Franken (1890), qui donne pour l'eau de mer 18-20°; c'est 2 degrés en moins.

Donc analogies nombreuses des stations de la mer du Nord au point de vue du climat, la latitude ayant peu d'influence. Quant à la salure, la densité en général 1024-1025; j'ai eu soin de faire la correction de température. On indique pour Ostende 34 grammes de sels p. 1.000.

Dans la Baltique, contraste complet avec la mer du Nord, sorte de Méditerrannée, mieux abritée, parce qu'elle est plus resserrée, comparable à un grand lac, entourée de belles forêts.

La température de la mer m'a paru supérieure de 1-2°. La salure va s'affaiblissant des rives allemandes au golfe de Bothnie. Voici mes chiffres : Maryenlist près Copenhague 1.014, Kiel 1.010, Dalaro près Stockolm 1.005; lisez 20, 14 et 6 grammes par 1.000.

La partie du N. de l'Espagne qui regarde le golfe de Gascogne reçoit des vents N.-O. qui tempèrent les chaleurs de l'été, ce qui rend tolérables S. Sébastien, Bilbao, Santander. J'ai constaté, en août, un maximum de 24° dans l'eau de mer.

Plages O. — Ce côté du rivage anglais n'a, à vrai dire, qu'une station de premier ordre, celle de Llandudo (Galles) très courue, bien exposée aux fraîches brises du N. La partie de l'Écosse est surtout visitée par les touristes. La partie de l'Irlande que baigne l'Atlantique est trop éloignée et trop sauvage. Les bains en vogue sont à l'E., environs de Dublin.

Le climat de l'O. est très tempéré, même au N. de l'Écosse (Rothesay), où j'ai signalé la flore méridionale. Partout l'eau de mer m'a donné 15-16°.

Notre rive occidentale, dans la vaste courbe qu'elle

affecte de S. Jean-de-Luz à la presqu'île bretonne est très supérieure par son installation, ses sables comparables à ceux d'York, ses vents frais océaniques, Biarritz est un type d'élégance et de confortable dans ses grands hôtels. D'autre part, les Sables-d'Olonne qui s'étendent au-dessous du quai du Remblai réalisent un type de plage. Ensuite le Moulleau d'Arcachon, Royan, etc.

Ici le climat est tempéré, mais les vents violents surtout dans le golfe de Gascogne, où la quantité de pluie dépasse notablement un mètre.

L'eau de mer de 18-20° va jusqu'à 22° au S.-O. La ralure de 35 à 36 correspond à la densité que j'ai relevée, soit 1.024-1.025.

A Arcachon, au printemps, l'eau du bassin n'était plus qu'à 11-13°; encore à 18° fin octobre.

D'où l'existence des villes d'hiver au S.-O.

Plages de la Manche. — Les plus connues chez nous, les plus fréquentées, les plus importantes; voisines des deux grandes capitales, Londres et Paris, qui leur apportent le principal de leur clientèle. Des trains rapides assurent des communications incessantes; sous ce rapport, les Anglais ne sont plus aujourd'hui en avance sur nous; toutefois Londres conserve l'avantage de la proximité.

Aux grandes villes maritimes de Douvres, Brighton, Hastings, Eastbourne, nous pouvons opposer Boulogne, Dieppe, le Havre, Cherbourg.

Nous avons cité les grands hôtels anglais; de notre côté, nous avons le Pavillon de Boulogne, le Royal de Dieppe, les Roches-Noires de Trouville, le Grand Hôtel de Cabourg, etc., sans oublier Frascati, du Havre. Il faut avouer que plusieurs hôtels du Calvados font un contraste fâcheux.

Les *boardings* anglais sont plus confortables que nos maisons de logement. Nos villas ont imité le style anglais.

A tout prendre, l'hygiène est mieux observée chez nos voisins ; il est rare qu'on y soit incommodé par les odeurs peu salubres que j'ai senties parfois en Normandie et en Bretagne.

Nos casinos, bien connus des Parisiens, sont plus élégants, plus grandioses, plus nombreux, souvent trop nombreux par rapport aux besoins locaux.

Il a été question des Piers de Ramsgate, d'Hastings, de Brigthon aux dimensions imposantes. Nos jetées de Boulogne, de Trouville atteignent un demi-kil. Mentionnons encore celles du Havre et l'immense digue de Cherbourg, 4 kil. sur 200 m. de large.

Pour le bain, nous avons beaucoup moins de cabines roulantes.

Des deux parts les établissements balnéaires sont nombreux et bien organisés. Il a été parlé des grands *swimming baths*, parmi lesquels les piscines d'Eastbourne. L'école de natation de Boulogne mesure 60 m. sur 30.

Il ne faut pas s'étonner de la ressemblance dans l'aspect et la structure des deux rives, puisque nous avons des preuves géologiques de l'ancienne union ; parmi lesquelles les bancs sous-marins et les forêts sous-marines. Les falaises crétacées de Margate, de Douvres, de Brighton sont correspondantes à celles de Dieppe, Fécamp, Étretat, présentant les mêmes formes de murailles, de tours, d'arches, les mêmes grottes. Les falaises jurassiques se retrouvent dans le Boulonnais et dans la région de la Touques; encore les falaises liasiques de Villers.

Le climat est différent à cause de la direction et de l'exposition : la direction générale est également E.-O.; mais le rivage français se penche plus au S.-O., ce qui fait qu'il ne regarde pas toujours le N., mais souvent le N.-O. Quoi qu'il en soit, l'exposition Sud des plages anglaises jointe à la présence des baies profondes, l'abri des Downs rendent le climat plus chaud qu'en Normandie. De là, saisons plus longues à la mer.

La fraîcheur du sol normand et la fréquence des pluies par vents S.-O. expliquent pourquoi les forêts de la Touques, de la côte de Grace, d'Arques n'ont rien à envier à celles d'Hastings et de Cowes.

Il est rare qu'on soit incommodé par la chaleur dans le détroit de la Manche balayé par les vents d'E et d'O. J'ai vu quelques journées pénibles par un temps de calme plat, particulièrement dans les villes anglaises abritées du N., par exemple Hastings, Eastbourne, Bournemouth et Ventnor. Les observations de Gaudet à Dieppe pendant dix ans donnent 10-28°.

Quant à la mer, Hunter avait trouvé : moyenne 17°, maximum 21°; Kirwan, minimum 15°,5; Gaudet en plein été 18-20°. Il faut tenir compte du réchauffement par le sable et des vents chauds ou froids, d'où peuvent résulter des variations de plusieurs degrés.

J'ai relevé à plusieurs reprises cette température des deux côtés, en pleine saison : en moyenne 17-19°; très rarement 20°. Dans toute la rade de Cherbourg, 15 août, degré uniforme 18.

Quant à la salure, de Humboldt donne 1.027. Je n'ai jamais noté plus de 1.025 correspondant à 36 grammes de sels quand le chlorure domine. L'analyse de Miahle porte 32-33 grammes au Havre; il est vrai que la Seine débouche dans cette région.

Dans la Méditerranée, 1.028 coïncide avec une teneur de sels de 40. Maintes fois il m'a été possible de vérifier tout cela à plusieurs années d'intervalle.

Il nous reste à parler de quelques bains de la côte S. qui sont en même temps des villes d'hiver.

Il a été question ailleurs de Ventnor au S. de Wight, de la terrasse de l'Undercliff, s'étendant depuis Bonchurch à Blackgangchine, magnifique jardin d'hiver abrité du N. par un rempart de 250 m., où la moyenne d'hiver est de 5°,5; de la flore méridionale, du beau palmier de l'hôpital, etc.

Plus loin Bournemouth et sa forêt de pins; et puis les stations de Devon et de Cornwall où fleurit l'oranger. Les hivers doux et humides ont une moyenne de 6-7°, et les gelées sont rares.

Ainsi nous trouvons ici au-dessus du 50e de latitude des conditions météorologiques semblables à celles du S.-O. de la France et du Roussillon, vers le 43e de latitude. La flore y est même plus franchement méridionale.

L'hiver est notablement plus doux qu'au fond de l'Adriatique, Venise, Goritz et Abbazia.

Ceci nous conduit au parallèle avec les bords de la corniche franco-italienne. Là se retrouve une supériorité nette au point de vue de la flore et des moyennes d'hiver 8-10°; une vive insolation, un ciel pur, moins d'humidité et absence de brouillards. D'autre part, le mistral et la poussière et les écarts de température peu sensibles en Angleterre.

L'eau de la Méditerranée, dont la forte salure a été indiquée plus haut, est sensiblement plus chaude que dans la Manche. J'ai noté souvent 22, par exemple à Cette ; à Malaga et à Cadix 23-24 ; jusqu'à 25° dans ces régions.

La grande différence avec la Méditerranée consiste en l'absence de marée et la fréquence des calmes plats où il n'y a plus ni vagues ni lames. Dans ces conditions, les effets toniques sont moindres. Le bain peut se prolonger sans les inconvénients du frisson, de la migraine et des courbatures. Il est vrai que l'exercice de la natation permet de réagir.

Nous avons remarqué que les Anglais prolongeaient leurs saisons en automne. Dans la région S.-O., la douceur du climat permet d'aller jusqu'à l'hiver ; ensuite, la mer se refroidissant beaucoup plus que dans le Midi, le plongeon rapide n'est plus que de l'hydrothérapie pure.

A ce propos, il est un préjugé que le médecin doit rectifier : l'eau de mer, quoique froide, n'enrhume pas ; au contraire, elle donne à la peau une résistance qui prévient ou guérit les catarrhes, les douleurs et tout ce qui relève de la disposition rhumatismale. En somme, les Anglais nous ont donné de bons exemples dans la voie de l'hydrothérapie marine.

Notre parallèle est bien incomplet ; pour l'achever, il faudrait un petit volume.

TABLE DES MATIÈRES

PARIS. — IMPRIMERIE F. LEVÉ, RUE CASSETTE, 17.

www.ingramcontent.com/pod-product-compliance
Ingram Content Group UK Ltd.
Pitfield, Milton Keynes, MK11 3LW, UK
UKHW021117260726
13994UKWH00002B/927